医中善师

国医传世名方

程钟龄

刘从明　主编

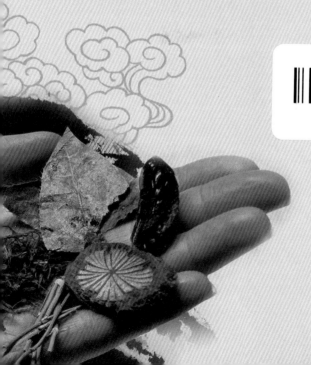

华龄出版社
HUALING PRESS

责任编辑：郑建军

责任印制：李未圻

图书在版编目（CIP）数据

医中善师程钟龄 / 刘从明主编 . -- 北京 ： 华龄出
版社，2019.12

ISBN 978-7-5169-1600-1

Ⅰ．①医… Ⅱ．①刘… Ⅲ．①经方－研究 Ⅳ.
① R289.349

中国版本图书馆 CIP 数据核字（2019）第 299095 号

书　　名：医中善师程钟龄
作　　者：刘从明

出　版　人：胡福君
出版发行：华龄出版社
地　　址：北京市东城区安定门外大街甲 57 号　　邮　　编：100011
电　　话：010-58122246　　传　　真：010-84049572
网　　址：http://www.hualingpress.com

印　　刷：北京彩虹伟业印刷有限公司
版　　次：2020 年 5 月第 1 版　　2020 年 5 月第 1 次印刷
开　　本：710×1000　　1/16　　印　　张：13
字　　数：200 千字
定　　价：68.00 元

前言

程国彭（1680—1733年），字钟龄，号恒阳子、天都普明子。生活在清代康熙、雍正年间人氏。新安歙县城邑人。由于少年时体弱多病，每次发病都难好，于是程国彭对医疗逐渐感兴趣，立志潜心、博览群书，并发奋研读《内经》《难经》以及金元医学四大家的学说。常常是彻夜不寐，如饥似渴。他学习先贤而不拘泥，融会贯通各家学说，深悟其中奥旨。他认为：医道自《灵素》《难经》以来，首推仲景，认为他是中医制方的鼻祖。"仲景论伤寒，而温热、瘟疫之旨有未畅；河间论温热、瘟疫，而对内伤有未备；东垣详论内伤，发补中枳术等论，卓识千古，而于阴虚之内伤，尚有缺焉；朱丹溪从而广之，发阳常有余、阴常不足之论，以补前贤所未及，而医道亦大全矣。"程氏认为各家学说"合之则见其全，分之则见其偏"，故主张"兼总四家，而会通其微意，以各其用，则庶几乎其不偏耳"。

为了使门人很好地领悟先贤要旨，其结合自己的临床经验及心得于雍正十年（1732年）间，整理撰写成《医学心悟》五卷，作为弟子们学习的教材。《医学心悟》对养生、诊断、治法、伤寒、杂症、妇产各科靡不备述，提纲要领深入浅出。更为难能可贵的是，程国彭首次完整地提出了中医治疗疾病的"医门八法"。

中医治疗疾病的方法很多，早在《内经》中已有论述。如《素问·阴阳应象大论》说，"其在皮者，汗而发之"，即用汗法治疗邪在表的方法。而至汉代张仲景《伤寒论》的问世，治病八法已初具规模，但论述不详。在其后的一千七百多年来，众多医家尽管在临证实践之中应用各种方法治疗疾病，但也未有明确系统的论述。程国彭是最早归纳治病八法之先贤，在他所著《医学心悟》书中说："论治病之方，则又以'汗、和、下、消、吐、清、温、补'，八法尽之。盖一法之中，八法备焉。八法之中，百法备焉。病变虽多，而法归于一。"程氏首次明确系统地提出和论述了治病的"医门八法"。"医门八法"的立论，为后世广大医学家广泛采用，不仅促进了中医基础理论及诊断学的发展，为中医诊断学自成体系做出了可贵的贡献，而且在国外也有相当影响。日本丹波元坚所著《皇汉医学丛书·药治通义》中就有五处整段地引用了程氏的治病"医门八法"。

程国彭业医三十余年，认真谨慎地对待每一个病人，尤其是危急重症病人，更是尽全力救治，每每收到起死回生之功效。雍正十年冬，程国彭还归普陀寺修行，正逢朝廷拨款大修寺庙。寺庙的僧人加之民工不下数千人，因风寒劳伤，一时间病者较多，程国彭熬制汤药，悉心为民工调治，有病治病，无病预防，很快患者纷纷而愈。遇有外科创伤的患者，加投以膏散，不到半月而见功效。

程国彭结合临证治验，参悟外科旨要，撰成《外科十法》一卷，与《医学心悟》合刊而成六卷。他的作品言简平易，理论联系实际，论述全面中肯，治法切于实际。他对背疽病疮、疥癣、瘰疬等病的防治经验，颇为后世医家所重视。三百多年来，曾多次刊行，流传甚广。

程国彭对医学精益求精，对病人乐善好施，他重视医德的态度直到今天仍然为同行敬仰效法。他指出，作为高明的医生，必须博采各家之长，"知其浅而不知其深，犹未知也；知其偏而不知其全，未犹知也"。医者"性命攸关。其操术不可不工，其处心不可不慈，其读书明理，不至于豁然大悟不止也。"因此，他以"心悟"作书名，要求弟子"读是书，而更加博览群言，沉思力索，以造诣精微之域，则心如明镜，笔发春花，于以拯救苍生，而药无虚发，方必有功"。

本书选编了《医学心悟》中的经典名方，每首方剂从方歌、方源、组成、用法用量、功用、主治、方义、方解、运用、历代医家方论等方面论述，供大家学习和参考。书中收罗广博，详解略说，层次分明，图文并茂，深入浅出，使读者更好地熟悉、掌握《医学心悟》中组方原理及临床运用规律。

本书适合中医爱好者及中医临床医生阅读参考。需要指出的是，本书中出现的犀角、穿山甲、羚羊角、龙骨等现已不再使用或使用其他替代品。

编　者

目录

加味归脾汤

【方源】《医学心悟》卷3："思虑伤脾，加味归脾汤。"

【组成】 黄芪（炒）4.5克，人参、白术、茯神、当归、酸枣仁（炒）各3克，远志（去心泡）、甘草（炙）各2.1克，牡丹皮、栀子各2.4克，龙眼肉5枚。

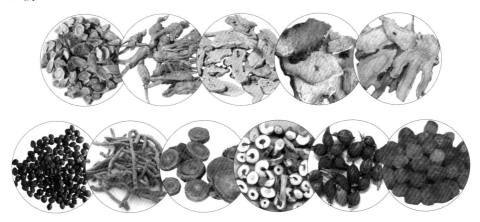

【用法】 水煎服。

【功用】 补气血，养心脾，泄肝热。

【主治】 气血虚弱，心脾郁结。

【方义方解】 方中人参、黄芪、白术、茯神、炙甘草补气养血；当归配黄芪补气生血；更加酸枣仁、远志、桂圆肉养心安神，使心血充则神有所附，脾气复则血有所归；佐以牡丹皮、山栀疏肝泄热。诸药合用，具滋而不腻、补而不滞之功。

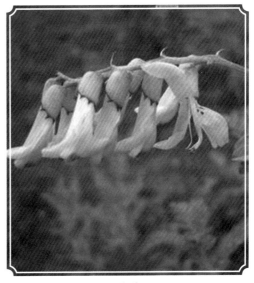

黄芪

止嗽散

【方歌】

> 止嗽散内用桔梗，紫菀荆芥百部陈，
> 白前甘草共为末，姜汤调服止嗽频。

【方源】《医学心悟》卷3："治诸般咳嗽。"

【组成】 桔梗（炒）、荆芥、紫菀（蒸）、百部（蒸）、白前（蒸）各9克，甘草（炒）3克，陈皮（去白）6克。

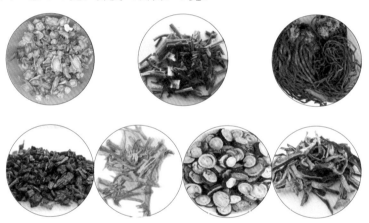

【用法】 共为末，每服三钱（6～9克）开水调下，食后，临卧服，初感风寒，生姜汤调下。

【功用】 宣利肺气，疏风止咳。

【主治】 风邪犯肺证。咳嗽咽痒，咯痰不爽，或微有恶风发热，舌苔薄白，脉浮缓。

【方义方解】 本方治证为外感咳嗽，经服解表宣肺药咳仍不止者。风邪犯肺，肺失清肃，虽经发散，因解表不彻而其邪未尽，故仍咽痒咳嗽，此时外邪十去八九，故微有恶风发热。治法重在理肺止咳，微加疏表之品。

方中紫菀、百部为君，两药味苦，都入肺经，其性温而不热，润而不腻，皆可止咳化痰，对于新久咳嗽都能使用。桔梗味苦辛而性平，善于开宣肺气；白前味辛甘性亦平，长于降气化痰；两者协同，一宣一降，以复肺气之宣降，增强君药止咳化痰之力，为臣药。荆芥辛而微温，疏风解表，以祛在表之余邪；陈皮理气化痰，均为佐药。甘草调和诸药，合桔梗又有利咽止咳之功，是为佐、使之用。综观全方，药虽七味，量极轻微，具有温而不燥、润而不腻、散寒不助热、解表不伤正的特点。正如《医学心悟》卷3中所说："本方温润和平，不寒不热，既无攻击过当之虞，大有启门驱贼之势。是以客邪易散，肺气安宁。"故对于新久咳嗽，咯痰不爽者，加减运用得宜，均可获效。

君	紫菀	苦、温润入肺		止咳化痰之力大大增强
	百部	理肺化痰止咳		
臣	白前	降气祛痰	一宣一降，	
	桔梗	宣肺止咳	止咳化痰	
佐	荆芥		祛风解表	
	陈皮		理气化痰	
使	甘草	缓急和中，调和诸药，合桔梗、荆芥又有利咽止咳之功		

【运用】

1. **辨证要点** 本方为治疗表邪未尽、肺气失宣而致咳嗽的常用方。临床应用以咳嗽咽痒、微恶风发热、苔薄白为辨证要点。

2. **加减变化** 若外感风寒初起，头痛鼻塞，恶寒发热等表证较重者，加防风、紫苏、生姜以解表散邪；湿聚生痰，痰涎稠黏者，加半夏、茯苓、桑白皮以除湿化痰；燥气焚金，干咳无痰者，加瓜蒌、贝母、知母以润燥化痰。

3. **现代运用** 本方常用于上呼吸道感染、支气管炎、百日咳等属表邪未尽，肺气失宣者。

4. **注意事项** 阴虚劳嗽或肺热咳嗽者，不宜使用。

【附方】

金沸草散（《博济方》）旋覆花三两（90克）麻黄去节，三两（90克）前胡三两（90克）荆芥穗四两（120克）甘草炙，一两（30克）半夏洗净，姜汁浸，一两（30克）赤芍一两（30克）上为末，每服二钱（6克），水一盏，加生姜、大枣，同煎至六分，热服。如汗出并三服。功用：发散风寒，降气化痰。主治：伤风咳嗽。恶寒发热，咳嗽痰多，鼻塞流涕，舌苔白腻，脉浮。

本方与止嗽散都是治疗风邪犯肺的常用方。止嗽散以紫菀、白前、百部、桔梗等利肺止咳药为多，而解表祛邪之力不足，故主治外邪将尽，肺气不利的咳嗽；本方则以旋覆花、半夏、前胡与麻黄、荆芥穗等相配，则解表化痰之功略胜，故主治风邪犯肺初起，而咳嗽痰多者。

【方论精粹】

1.《医学心悟》："药不贵险峻，惟期中病而已。此方系予苦心揣摩而得也。盖肺体属金，畏火者也，过热则咳；金性则燥，恶冷者也，过寒亦咳。且肺为娇脏，攻击之剂既不任受，而外主皮毛，最易受邪，不行表散则邪气留连而不解。经曰：微寒微咳，寒之感也，若小寇然，启门逐之即去也。医者不审，妄用清凉酸涩之剂，未免闭门留寇，寇欲出而无门，必至穿逾而走，则咳而见红。肺有二窍，一在鼻，一在喉，鼻窍贵开而不闭，喉窍宜闭而不开。今鼻窍不通，则喉窍将启，能无虑乎？本方温润和平，不寒不热，既无攻击过当之虞，大有启门驱贼之势。是以客邪易散，肺气安宁。宜其投之有效欤？"

2.汪汝麟《证因方论集要》："主以甘桔汤，复以荆芥去上焦风热，陈皮、生姜宣通中焦，紫菀、百部、白前润肺而清热，此通治也。"

加味香苏散

【方歌】

> 加味香苏陈草风，荆芄姜蔓与川芎，
> 恶风身热头颈痛，胸脘满闷服之松。

【方源】 《医学心悟》卷2："有汗不得服麻黄，无汗不得服桂枝。今用此方以代前二方之用，药稳而效亦医门之良法也。不论冬月正伤寒，及春、夏、秋三时感冒，皆可取效。其麻黄汤，若在温热之时，则不可妄用。又体虚气弱，腠理空疏者，亦不可用。其桂枝汤，乃治太阳经中风自汗之证，若里热自汗者，误用之，则危殆立至。又暑风证，有用白虎汤加桂枝者，桂枝微、石膏重，不相仿也。更有春温、夏热之证，自里达表，其症不恶寒而口湿，则不可用桂，宜另用柴葛解肌之类，或以本方加柴葛及清凉之味。大凡一切用药，必须相天时，审地利，观风气，看体质，辨经络，问旧疾，的确对证方为良剂。"

【组成】 紫苏叶4.5克，陈皮、香附各3.6克，甘草2.1克（炙），荆芥、秦芄、防风、蔓荆子各3克，川芎1.5克，生姜2片。

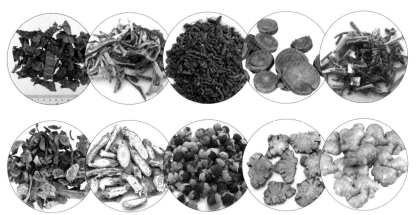

【用法】 水煎，温服。微覆似汗。（每服4钱，水1盏半，煎1盏，加生姜

3 片，连根葱白 2 茎，同煎热服。）

【功用】 发汗解表，理气解郁。

【主治】 外感风寒，兼有气滞证。

【方义方解】 四时感冒风寒之邪、兼有气机郁滞之证，治宜疏散风寒，兼以理气和中。方中紫苏叶、荆芥开腠理以散风寒，理肺胃以疏瘀滞，为君药。防风、秦艽、蔓荆子助君药散风寒除湿邪之邪以治头身疼痛，为臣药。香附理三焦之气，陈皮舒肺脾之气，川芎行血中之气，有调和气血之功，助君臣药解表散邪，共为佐药。生姜散邪和胃，炙甘草和中调和诸药，为使药。诸药合用，共奏发汗解表、理气和中之功，使气血和而微汗出，风寒散而表自解。

君	紫苏叶	辛温芳香，发汗解表	
	荆芥		配合成方，可使外感风寒得散，气血自和，其病自愈。
臣	防风	祛风湿，除身痛、头痛	
	秦艽		
	蔓荆子		
佐	香附	理气和血	
	陈皮		
	川芎		
使	甘草	和中	
	姜	散邪和胃	

【运用】

1. **辨证要点** 临床以头痛项强，鼻塞流涕，身体疼痛，发热恶寒或恶风，无汗，胸脘痞闷，苔薄白，脉浮为辨证要点。

2. **加减变化** 前证若头脑痛甚者，加羌活 2.4 克、葱白 2 根，自汗恶风者，加桂枝、白芍各 3 克；若在春夏之交，唯恐夹杂温暑之邪，不便用桂，加白术 4.5 克；若兼停食，胸膈痞闷，加山楂、麦芽、莱菔子各 4.5 克。若太阳本证未罢，更兼口渴溺涩者，此为膀胱腑证，加茯苓、木通各 4.5 克；喘嗽，加桔梗、前胡各 4.5 克、杏仁 7 枚；鼻衄或吐血，本方去生姜，加生地黄、赤芍、丹参、牡丹皮各 4.5 克；咽喉肿痛，加桔梗、牛蒡子各 4.5 克，薄荷 1.5 克；便秘，加莱菔子、枳壳；若兼四肢厥冷，口鼻气冷，是兼中寒也，加干姜、肉桂之类，虽有表证，其散药只用一二味，不必尽方；若挟暑气，加知母、黄芩之类；干呕发热而咳，为表有水气，加半夏、茯苓；时行疫疠，加苍术 1.2 克；梅核气证，喉中如有物，吞不入，吐不出者，加桔梗、苏梗各 2.4 克；妇人经水适来，加当归、丹参；产后受风寒，加黑姜、当归，其散剂减去大半；若禀质极虚，不任发散者，更用补中兼散之法。

3. **注意事项**　本方药轻力薄，对于感冒风寒湿邪之重证者，当另择他方，不宜使用本方。

紫苏叶

药材档案

【别名】苏叶。

【来源】本品为唇形科植物紫苏的干燥叶（或带嫩枝）。

【采收加工】夏季枝叶茂盛时采收，除去杂质，晒干。

【性味归经】辛，温。归肺、脾经。

【功能主治】解表散寒，行气和胃。用于风寒感冒，咳嗽呕恶，妊娠呕吐，鱼蟹中毒。

【用量用法】内服：5～10克，煎服。

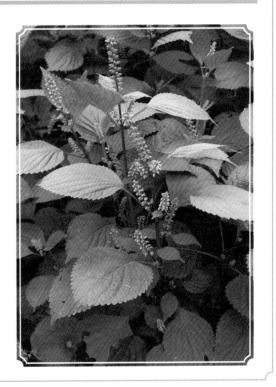

贝母瓜蒌散

【方歌】

> 贝母瓜蒌花粉研，橘红桔梗茯苓添，
> 呛咳咽干痰难出，润燥化痰病自安。

【方源】 《医学心悟》卷3："大抵痰以燥湿分，饮以表里别。湿痰滑而易出，多生于脾。脾实则消之，二陈汤，甚则滚痰丸；脾虚则补之，六君子汤。兼寒兼热，随证加药。燥痰涩而难出，多生于肺，肺燥则润之，贝母瓜蒌散。"

【组成】 贝母5克，瓜蒌3克，天花粉、茯苓、橘红、桔梗各2.5克。

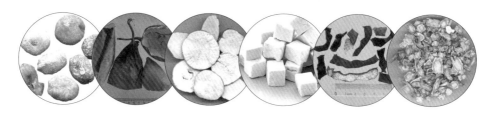

【用法】 水煎服。

【主治】 燥痰咳嗽。咯痰不爽，涩而难出，咽喉干燥，苔白而干。

【功用】 润肺清热，理气化痰。

【方义方解】 本方证多由燥热伤肺、灼津成痰所致。燥痰不化，清肃无权，以致肺气上逆，咳嗽呛急；"燥胜则干"（《素问·阴阳应象大论》），燥伤津液，故咯痰不爽、涩而难出、咽喉干燥哽痛；苔白而干为燥痰之佐证。治宜润肺清热，理气化痰。方中贝母苦甘微寒，润肺清热，化痰止咳；瓜蒌甘寒微苦，清肺润燥，开结涤痰，与贝母相须为用，是为润肺清热化痰的常用组合，共为君药。臣以天花粉，既清降肺热，又生津润燥，可助君药之力。痰因湿聚，湿自脾来，痰又易阻滞气机，无论湿痰抑或燥痰，皆须配伍橘红理气化痰、茯苓健脾渗湿，此乃祛痰剂配伍通则，但橘红温燥、茯苓渗利，故用量颇轻，少佐贝母、瓜蒌、天花粉于寒性药中，则可去性存用，并能加强脾运，输津以润肺燥。桔梗宣肺化痰，且引诸药入肺经，为佐使药。全方清润宣化并用，肺脾同调，而以润肺化痰为主，且润肺而不留痰，化痰又不伤津，如此则肺得清润而燥痰自化，宣降有权而咳逆自平。

	君	贝母	主入肺经，有清热化痰、润肺止咳之功	合而成方，清润与宣利并用，以润肺为主，且润而不碍化痰，化痰而不伤津，使肺得清润而燥痰自化，宣降有权而咳逆自平。
		瓜蒌	甘寒而润，功善清热涤痰，利气润燥	
	臣	天花粉	清肺生津，润燥化痰	
		茯苓	健脾渗湿，以杜生痰之源	
		橘红	理气化痰，使气顺痰消	
	佐使	桔梗	宣利肺气，化痰止咳，使肺宣降有权	

【运用】

1. **辨证要点** 本方为治疗燥痰证的常用方。临床应用以咳嗽呛急、咯痰难出、咽喉干燥、苔白而干为辨证要点。

2. **加减变化** 如兼感风邪，咽痒而咳，微恶风者，可加桑叶、杏仁、蝉蜕、牛蒡子等宣肺散邪；燥热较甚，咽喉干涩哽痛明显者，可加麦冬、玄参、生石膏等清燥润肺；声音嘶哑、痰中带血者，可去橘红，加南沙参、阿胶、白及等养阴清肺，化痰止血。

3. **现代运用** 本方可用于肺结核、肺炎等属燥痰证者。

4. **注意事项** 对于肺肾阴虚、虚火上炎之咳嗽，则非所宜。

【方论精粹】

冉先德《历代名医良方注释》："燥痰之证，多由肺阴不足、虚火灼津而成。方以贝母清热润肺，止咳化痰为君；瓜蒌、天花粉清热涤痰而润燥为臣；茯苓、橘红健脾理气以祛痰为佐；桔梗载诸药入肺，宣肺利气为使。共奏清热润燥、理气化痰之功，使肺阴得润而燥痰可除，清肃有权则咳逆可止。"

天花粉

药材档案

【别名】花粉、楼根、蒌粉、白药、瑞雪、栝楼根、天瓜粉、屎瓜根、栝蒌粉。

【来源】本品为葫芦科多年生宿根草质藤本植物栝蒌或双边栝楼的干燥根。

【性味归经】甘、微苦，微寒。归肺、胃经。

【功能主治】清热泻火，生津止渴，消肿排脓。用于热病烦渴，肺热燥咳，内热消渴，疔疮肿毒。

【用量用法】内服：10～15克，煎服；或入丸、散。外用：适量，研末，水或醋调敷。

【注意事项】孕妇慎用；不宜与川乌、制川乌、草乌、制草乌、附子同用。

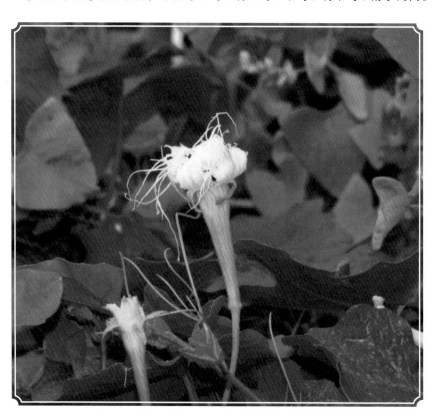

半夏白术天麻汤

【方歌】

> 半夏白术天麻汤，苓草橘红大枣姜，
> 眩晕头痛风痰证，热盛阴亏切莫尝。

【方源】 《医学心悟》卷4："眩，谓眼黑；晕者，头旋也。古称头眩眼花是也。其中有肝火内动者，经云：诸风掉眩，皆属肝木是也，逍遥散主之。黑逍散主之，滋水生肝饮主之。有湿痰壅遏者，书云：头旋眼花，非天麻半夏不除是也，半夏白术天麻汤主之。温胆汤亦主之。有气虚挟痰者，书曰：清阳不升，浊阴不降，则上重下轻也，君子汤主之。若年四旬以后，补中益气汤主之。亦有肾水不足，虚火上炎者，六味汤、七味都气丸亦主之。"

【组成】 半夏5克，天麻、茯苓、橘红各3克，白术9克，甘草1.5克，生姜1片，大枣6克。

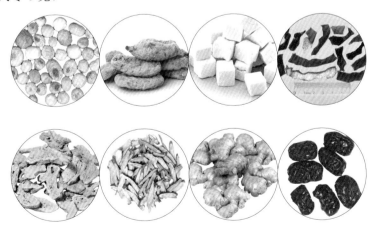

【用法】 水煎服。

【功用】 燥湿化痰，平肝息风。

【主治】 风痰上扰证。眩晕头痛，胸闷呕恶，舌苔白腻，脉弦滑等。

【**方义方解**】 本方证缘于脾湿生痰，湿痰壅遏，引动肝风，风痰上扰清空所致。风痰上扰，蒙蔽清阳，故眩晕、头痛；痰阻气滞，升降失司，故胸膈痞闷、恶心呕吐；内有痰浊，则舌苔白腻；脉来弦滑，主风主痰。治当化痰息风，健脾祛湿。方中半夏燥湿化痰，降逆止呕；天麻平肝息风，而止头眩；两者合用，为治风痰眩晕头痛之要药。李东垣在《脾胃论》中说："足太阴痰厥头痛，非半夏不能疗；眼黑头眩，风虚内作，非天麻不能除。"故以两味为君药。以白术、茯苓为臣，健脾祛湿，能治生痰之源。佐以橘红理气化痰，脾气顺则痰消。使以甘草和中调药；煎加姜、枣调和脾胃，生姜兼制半夏之毒。综观全方，风痰并治，标本兼顾，但以化痰息风治标为主，健脾祛湿治本为辅。

本方亦系二陈汤加味而成，在原燥湿化痰的基础上，加入健脾燥湿之白术、平肝息风之天麻，而组成化痰息风之剂。

《医学心悟·头痛》中另有一半夏白术天麻汤，较本方多蔓荆子三钱，白术减为一钱，治痰厥头痛、胸膈多痰、动则眩晕之证。

君	半夏	擅长燥湿化痰，和胃降逆(治痰)
	天麻	擅长平息肝风(治风)
臣	白术	健脾燥湿
	茯苓	健脾渗湿
佐	橘红	理气化湿，和半夏相配（治气）
使	甘草	补脾胃之气；调和全方的药性

【**运用**】

1. **辨证要点** 本方为治风痰眩晕、头痛的常用方。临床应用以眩晕头痛、舌苔白腻、脉弦滑为辨证要点。

2. **加减变化** 若眩晕较甚者，可加僵蚕、胆南星等以加强化痰息风之力；头痛甚者，加蔓荆子、白蒺藜等以祛风止痛；呕吐甚者，可加代赭石、旋覆花以镇逆止呕；兼气虚者，可加党参、生黄芪以益气；湿痰偏盛，舌苔白滑者，可加泽泻、桂枝以渗湿化饮。

3. **现代运用**　本方常用于耳源性眩晕、高血压病、神经性眩晕、癫痫、面神经瘫痪等属风痰上扰者。

4. **注意事项**　阴虚阳亢、气血不足所致之眩晕，不宜使用。

【方论精粹】

1. 汪汝麟《证因方论集要》："此足太阴药也。痰厥头痛，非半夏不能除。头旋眼黑，虚风内作，非天麻不能定。白术甘苦而温，可以除痰，亦可以益气。茯苓泻热导水。陈皮调气升阳。蔓荆除风。甘草和诸药。合二陈意也。"

2. 冉先德《历代名医良方注释》："诸风掉眩，皆属于肝。肝风内动，痰浊上扰，故眩晕头痛；痰阻气滞，故胸膈痞闷。痰厥头痛，非半夏不能疗；眼黑头晕，风虚内作，非天麻不能除。故方中以半夏燥湿化痰，天麻息风止眩晕，二药合用为主药，以治风痰眩晕头痛；白术、茯苓健脾祛湿，以治生痰之源，为辅药；橘红理气化痰，甘草、生姜、大枣调和脾胃，均为佐使药。诸药相合，方简力宏，共同体现化痰息风、健脾祛湿之功。"

天　麻

药 材 档 案

【别名】神草、赤箭、离母、木浦、赤箭芝、独摇芝、鬼督邮、定风草。

【来源】本品为兰科多年生寄生草本植物天麻的干燥块茎。

【性味归经】甘，平。归肝经。

【功能主治】息风止痉，平抑肝阳，祛风通络。用于小儿惊风，癫痫，破伤风，头痛头晕，眩晕耳鸣，手足不利，肢体麻木，风湿痹痛。

【用量用法】内服：3 ~ 10 克，煎服；或研末吞服，每次 1 ~ 1.5 克。

【注意事项】津液衰少，血虚、阴虚者慎用天麻；不可与御风草根同用，否则有令人肠结的危险。

定痫丸

【方歌】

> 定痫二茯贝天麻，丹麦陈远菖蒲夏，
> 胆星蝎蚕草竹沥，姜汁琥珀与朱砂。

【方源】　《医学心悟》卷4："痫者，忽然发作，眩仆倒地，不省高下，甚则瘈疭抽搐，目斜口㖞，痰涎直流，叫喊作畜声，医家听其五声，分为五脏。如犬吠者，肺也；羊嘶者，肝也；马鸣者，心也；牛吼者，脾也；猪叫者，肾也。虽有五脏之殊，而为痰涎则一，定痫丸主之。既愈之后，则用河车丸以断其根。"

【组成】　明天麻、川贝母、半夏（姜汁炒）、茯苓（蒸）、茯神（去木，蒸）各30克，胆南星（九制者）、石菖蒲（杵碎，取粉）、全蝎（去尾，甘草水洗）、僵蚕（甘草水洗，去嘴，炒）、真琥珀（腐煮，灯草研）各15克，陈皮（洗，去白）、远志（去心，甘草水泡）各21克，丹参（酒蒸）、麦冬（去心）各60克，辰砂（细研，水飞）9克。

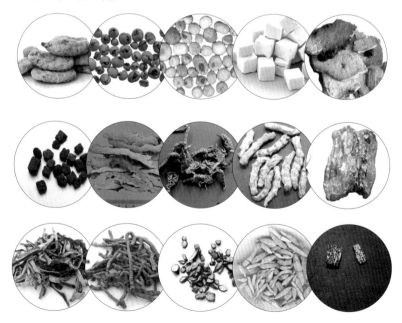

【用法】 每服 6～9 克，照五痫分引下：犬痫，杏仁 5 枚，煎汤化下；羊痫，薄荷 1 克，煎汤化下；马痫，麦冬 6 克，煎汤化下；牛痫，大枣 2 枚，煎汤化下；猪痫，黑料豆 9 克，煎汤化下。每日 2～3 次。方内加人参 9 克，尤佳。

【功用】 豁痰开窍，息风镇惊。

【主治】 痰热痫证。忽然发作，眩仆倒地，不省人事，甚则抽搐，目斜口歪，痰涎直流，叫喊作声；亦可用于癫狂。

【方义方解】 本方证由风痰蕴热、上蒙脑窍所致。每因惊恐恚怒，气机逆乱，阳亢化风，触动积痰，痰随风动，上蒙脑窍而卒然眩仆倒地；肝风内动，故见目睛上视，甚或手足抽搐；痰涎壅盛则口吐白沫，喉中痰鸣；舌脉为风痰蕴热之象。急当涤痰息风，开窍安神为治。

　　方中竹沥、贝母、胆南星苦凉性降，清热化痰，其中竹沥尚能镇惊利窍，贝母功擅开郁散结，胆南星兼具息风解痉；半夏、陈皮、茯苓相合，温燥化痰，理气和中，是取二陈汤之义；全蝎、僵蚕、天麻功专平肝息风而止痉。以上为本方涤痰息风的主要组成部分。又伍石菖蒲、远志、茯神祛痰开窍，宁心安神；丹参、麦冬偏凉清心，麦冬甘润又能养阴润燥，合贝母可防半夏、陈皮、全蝎、僵蚕辛烈伤阴；琥珀、朱砂镇心安神；甘草调和诸药。加入姜汁者，意在温开以助化痰利窍，并防竹沥、胆星、贝母寒凉有碍湿痰之消散。诸药相配，寒热兼进，润燥得宜，共奏涤痰息风、开窍安神之功。

君	竹沥	清热化痰，镇惊利窍，"治痰迷大热，风痉癫狂"
	姜汁	相配　具温开以助化痰利窍
	胆星	功专清火化痰，镇惊定痫，"主治一切中风、风痫、惊风"
臣	半夏、陈皮、茯苓、甘草	化痰除湿
	贝母、麦冬	养阴祛痰
	丹参、石菖蒲	开窍祛瘀

佐	全蝎、僵蚕	息风止痉
	天麻	化痰息风
	辰砂、琥珀、远志、灯心草、茯神	镇惊安神，以助解痉定痫之功
使	甘草	调和诸药

【运用】

1. **辨证要点** 本方为治风痰蕴热痫病发作的常用方。临床应用以舌苔白腻微黄、脉弦滑略数为辨证要点。

2. **加减变化** 对久病频发者，须调补正气，于"方内加人参三钱尤佳"。原书在定痫丸之后，附有河车丸一方，并曰："既愈之后，则用河车丸以断其根。"

3. **现代运用** 本方常用于癫痫病发作期属风痰蕴热者。

4. **注意事项** 因本方着重涤痰息风先治其标，一俟痫病缓解，则须化痰息风与培本扶正兼顾，并应注意饮食，调摄精神，以收全功。

◆ 源流发展 ◆

本方所主之痫证，其病机在于痰热以致风动。故以祛痰之法半夏、陈皮、茯苓等二陈汤为基础，又因其病属痰热，遂法承清热化痰之清气化痰丸，加入胆南星等，并配以川贝母、竹沥，使清热化痰之力倍增。此证亦因风动而作，故其治风痰内动之法，与半夏白术天麻汤如出一辙，为增其息风化痰之功，佐入全蝎、僵蚕及重坠镇惊之琥珀、辰砂。如此，热清痰化风息，而病证自已。程氏定痫丸配伍精当，法度严谨，对后世影响颇深，为诸多医家所推崇。

蠲痹汤

【方歌】

> 蠲痹汤里用二活，桂心秦艽海风藤，
> 当归川芎甘草配，桑枝乳香与木香。

【方源】 《医学心悟》卷3："通治风寒湿三气，合而成痹。"

【组成】 羌活、独活、乳香、川芎、木香各6克，桂心1.5克，秦艽、当归、桑枝、海风藤各9克，甘草3克。

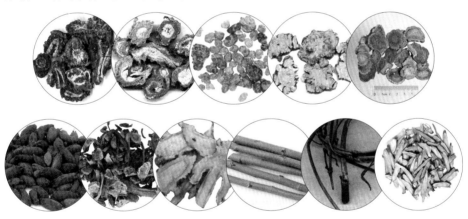

【用法】 水煎服。每日1剂，日服2次。

【功用】 祛风除湿，散寒通络。

【主治】 风寒湿痹，症见肢体重着、关节酸痛、活动不利、得热则减、遇阴雨寒冷则加剧、舌苔白腻、脉弦紧。

【方义方解】 风痹，又名行痹、走注。指风寒湿邪侵袭肢节、经络，其中又以风邪为甚的痹证。"蠲"者，有免除之意，云之疾速也。本方有益气活血之功，气通则血活，血活则风散，服之可使风痹之证得以迅速免除，故名"蠲痹汤"。

方用羌活、独活、秦艽、海风藤、桑枝祛风除湿，且桑枝又有通经活络之功；桂心温经散寒；当归、川芎、乳香养血活血止痛，行血以助祛除风寒湿；木香行气止痛；甘草温中和药。诸药合用，共奏祛风除湿、散寒通络之功。验之临床颇效，不失为一首治痹良方。

【运用】

1. **辨证要点**　临床应用以肢体酸痛、得热减轻、遇冷加重、苔白腻、脉弦紧为其辨证要点。

2. **加减变化**　若风气胜者，痛处游走不定，加荆芥、防风，倍秦艽；寒气胜者，疼痛剧烈，关节不可屈伸，加附子、细辛或川乌、草乌；湿气胜者，关节肢体重着，肌肤麻木，加防己、苍术、薏苡仁、萆薢；病在上者，去独活，加荆芥、姜黄、威灵仙；病在下者，去羌活，加牛膝、续断；病久化热，间有湿热者，其人舌干喜冷、关节红肿、口渴溺赤，去桂心，加知母、黄柏、石膏、防己、桂枝。

3. **现代运用**　可用于风湿性关节炎、肩臂痛、腰腿痛等病症。

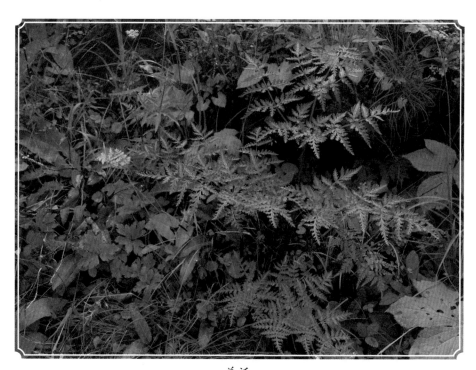

羌活

二冬汤

【方歌】

> 二冬汤用天麦冬，黄芩荷叶天花粉，
> 人参知母生甘草，阴虚内热服之良。

【方源】 《医学心悟》卷3："治上消。"

【组成】 天冬6克，麦冬9克，天花粉、黄芩、知母、荷叶各3克，人参、甘草各1.5克。

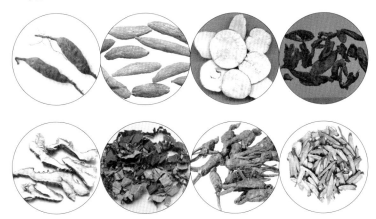

【用法】 水煎服。每日1剂，日服2次。

【功用】 养阴清热，生津止渴。

【主治】 上消，症见渴而多饮、肺热咳嗽、痰少、舌红、脉细数。可用于糖尿病、百日咳、肺结核以及阴虚内热之咳嗽等病症。

【方义方解】 方用天冬、麦冬、天花粉、荷叶、知母养阴清热，生津止渴；人参益气补肺；黄芩、甘草合知母清肺除热。综观全方，扶正与祛邪兼顾，以益气养阴为主，清热为辅，共奏养阴清热、生津止渴之功。

【运用】

1. **辨证要点** 主要用于治疗阴虚肺热，口渴痉咳。临床应用以口渴多饮、咳嗽痰少、舌红、脉细数为其辨证要点。

2. **加减变化** 若糖尿病多饮多尿，加生地黄、熟地黄、山药、山茱萸；咳嗽不止，加百部、前胡、射干；咳而呕，加生姜、竹茹、枇杷叶；气阴虚，加沙参、太子参。

3. **现代运用** 常用于治疗糖尿病、百日咳、肺结核，以及阴虚内热之咳嗽。

【方论精粹】

汪汝麟《证因方论集要》："人参、甘、麦大甘，以复胃津。天冬、天花粉苦甘，以清肺热。黄芩、知母苦降，以泄肺胃之火。"

荷 叶

药材档案

【别名】蕸、莲叶、鲜荷叶、干荷叶、荷叶炭。

【来源】本品为睡莲科草本植物莲的干燥叶。

【性味归经】苦，平。归肝、脾、胃经。

【功能主治】清暑化湿，升发清阳，凉血止血。用于暑热烦渴，暑湿泄泻，脾虚泄泻，血热吐衄，便血崩漏。荷叶炭收涩化瘀止血。用于出血症和产后血晕。

【用量用法】内服：3～9克，鲜品15～30克，荷叶炭3～6克，煎服。鲜者偏解暑热；干者偏升清阳；炒炭用于止血。

【注意事项】胃酸过多、消化性溃疡和龋齿者，及服用滋补药品期间忌服用。尽量少吃生的荷叶，尤其是胃肠功能弱的人更应该谨慎，脾胃虚弱者慎服。

清心丸

【方歌】

> 清心丸中生地黄，丹参黄柏牡蛎裹，
> 山苓麦味车前子，茯神远志酸枣仁。

【方源】 《医学心悟》卷 4："清心火，泻相火，安神定志，止梦泄。"

【组成】 生地黄 120 克，丹参 60 克，黄柏 15 克，牡蛎、山药、酸枣仁、茯苓、麦冬各 45 克，茯神、五味子、车前子、远志各 30 克。

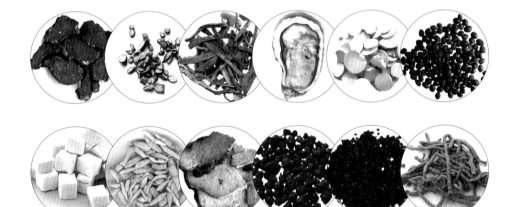

【用法】 上药共研细末，用金樱膏（金樱子经霜后采红熟者，不拘若干，撞去刺，切开去子，捣碎煮之，滤滓净用，复将滓榨汁干，熬成膏）为丸。每服 9 克，用水送服。或改用饮片作汤剂水煎服。各药用量按常规剂量酌减。

【功用】 清心安神，收涩固精。

【主治】 烦热，遗精，失眠，多梦，舌尖红绛。

【方义方解】 方用生地黄、麦冬养阴清心；配以酸枣仁、茯神、远志养心安神；牡蛎、五味子收涩固精；丹参活血；黄柏、茯苓、车前子利水宁心；山药补肾健脾。诸药合用，共奏清心安神、收涩固精之功。

【运用】

1. **辨证要点**　主要用于治疗遗精、失眠症。临床应用以烦热、遗精、失眠、多梦或兼有烦热、舌尖红绛为其辨证要点。

2. **加减变化**　(1)遗精：以本方加龙骨、芡实为基础方，可治疗遗精、滑精。如内热甚者，可加知母、黄连；腰酸者，加杜仲、续断。(2)失眠：以本方加夜交藤、合欢皮为基础方，可治疗神经官能症所致的失眠、多梦。如伴心悸者，可加柏子仁、珍珠母；血虚甚者，加当归、白芍、女贞子。

3. **现代运用**　可用于神经官能症所致的遗精、失眠等症。

生地黄

药 材 档 案

【别名】地黄、鲜生地、山菸根。

【来源】本品为玄参科植物地黄的新鲜或干燥块根。

【性味归经】鲜地黄甘、苦，寒。归心、肝、肾经。生地黄甘，寒。归心、肝、肾经。

【功能主治】鲜地黄清热生

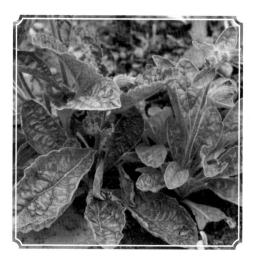

津，凉血，止血。用于热病伤阴，舌绛烦渴，温毒发斑，吐血，衄血，喉痹，咽痛。生地黄清热凉血，养阴生津。用于热入营血，温毒发斑，吐血衄血，热病伤阴，舌绛烦渴，津伤便秘，阴虚发热，五心烦热，骨蒸劳热，内热消渴。

【用量用法】内服：鲜地黄12～30克，生地黄10～15克，煎服。

【注意事项】本品性寒滞腻，脾虚腹满便溏及胸闷食少者不宜用。

秘精丸

【方源】《医学心悟》卷4："梦而遗者，谓之遗精；不梦而遗者，谓之精滑。大抵有梦者，由于相火之强；不梦者，由于心肾之虚。然今人体薄，火旺者，十中之一，虚弱者，十中之九。予因以二丸分主之，一曰清心丸，泻火止遗之法也；一曰十补丸，大补气血，脾气旺则能摄精也。其有诵读劳心而得者，更宜补益，不可轻用凉药。复有因于湿热者，湿热伤肾，则水不清，法当导湿为先，湿去水清，而精自固矣，秘精丸主之。"

【组成】白术、山药、茯苓、茯神、莲子肉（去心，蒸）各60克，芡实120克，莲花须、牡蛎各45克，黄柏15克，车前子90克。

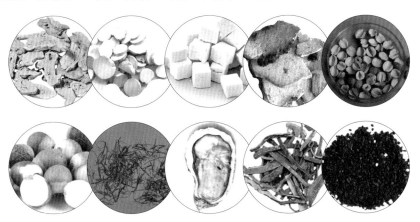

【用法】共为末，金樱膏为丸，如梧桐子大。每服70～90丸，开水送下。气虚者，加人参。

【功用】补脾益肾，清热利湿。

【主治】脾肾两亏，湿热内蕴，夜梦遗精。

【方义方解】中医认为，"精气""精微"等物质宜藏而不宜泄，肾为"封藏之本""受五脏六腑之精而藏之"，肾气主升与统摄。本证乃肾精不足，相火偏旺，肾不藏精，脾不统摄与升清而导致精微等物质下泄。方中金樱子、莲花须、牡蛎养心安神、固肾敛精，有养精蓄锐之意；车前子泄肾中浮火、止泄精。

【方论精粹】

汪汝麟《证因方论集要》："白术、山药、茯苓、莲子、芡实以补脾，且莲、芡得天阳地阴浃洽之气，牡蛎清热补水，莲须藏精秘气，茯神养心，黄柏苦以燥湿，车前甘以利水，湿热清，水道利，自无遗泄之患矣。"

牡 蛎

● 药 材 档 案

【别名】蛎蛤、牡蛤、海蛎子、海蛎子壳、海蛎子皮。

【来源】本品为牡蛎科动物长牡蛎、大连湾牡蛎或近江牡蛎的贝壳。

【性味归经】咸，微寒。归肝、胆、肾经。

【功能主治】重镇安神，潜阳补阴，软坚散结。用于惊悸失眠，眩晕耳鸣，瘰疬痰核，瘕痞块。煅牡蛎收敛固涩，制酸止痛。用于自汗、盗汗，遗精滑精，崩漏带下，胃痛吞酸。

【用量用法】内服：9～30克，煎服，宜先煎。

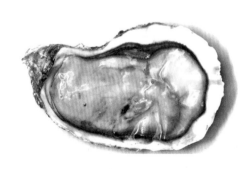

生铁落饮

【方歌】

生铁落饮天麦冬，贝母橘红胆南星，
远翘苓玄石菖蒲，茯神丹钩配朱砂。

【方源】 《医学心悟》卷 4："狂者，发作刚暴，骂詈不避亲疏，甚则登高而歌，弃衣而走，逾垣上屋，此痰火结聚所致，或伤寒阳明邪热所发。痰火，生铁落饮、滚痰丸，并治之；伤寒邪热，大承气汤下之。"

【组成】 生铁落 60 克，天冬、麦冬、贝母各 9 克，胆南星、橘红、远志、石菖蒲、连翘、茯苓、茯神各 3 克，玄参、钩藤、丹参各 4.5 克，朱砂 1 克。

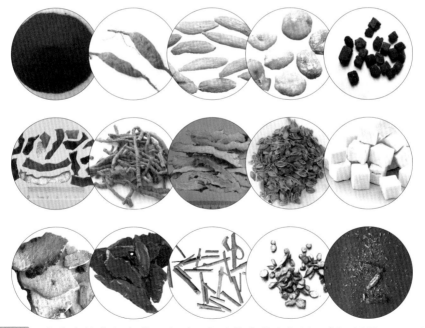

【用法】 先将生铁落加水煎 1 小时，取汁煎余药。每日 1 剂，日服 2 ～ 3 次。

【功用】 镇心坠痰，安神定志。

【主治】 痰火上扰之癫狂症，症见神志错乱、狂躁、渴喜冷饮、少食不眠、舌红苔黄腻、脉弦滑数。

【方义方解】 本方是根据《素问》生铁落饮加味而成，功能镇心坠痰，清心安神，开窍定志，主治痰火上扰之狂躁不宁、喜怒无常、骂詈歌号、爬墙上屋、不识亲疏、摔器毁物等多火狂证，可用于西医学中精神分裂症的狂躁型。

方中以生铁落镇心平肝，定惊疗狂为主药。以朱砂泻心经邪热，镇心定惊；远志散心郁，通肾气上达于心；茯神开心益智，安魂养神；石菖蒲开窍豁痰，醒神益智；四药加强安神定志之力，共为辅药。以胆南星胜湿除痰；橘红调中快膈，导滞消痰；贝母散郁清心，润心肺，化燥痰；茯苓益脾宁心，淡渗除湿；钩藤除心热，平肝风；连翘泻心火，散血凝气聚；玄参滋阴降火；丹参祛瘀生新，通利血脉；八药合用，理气化痰，清心除烦，共为佐药。以二冬合用清泻心肺之火为使药。诸药共奏心肝同治、痰火兼清、镇心安神之效，故对痰火蒙心所致之狂证有佳效。

君	生铁落	镇心平肝，定惊疗狂	
臣	朱砂	泻心经邪热，镇心定惊	
	远志	散心郁，通肾气上达于心	
	茯神	开心益智，安魂养神	
	石菖蒲	开窍豁痰，醒神益智	
佐	胆南星	胜湿除痰	诸药合用，共奏镇心坠痰、安神定志之功
	橘红	调中快膈，导滞消痰	
	贝母	散郁清心，润心肺，化燥痰	
	茯苓	益脾宁心，淡渗除湿	
	钩藤	除心热，平肝风	
	连翘	泻心火，散血凝气聚	
	玄参	滋阴降火	
	丹参	祛瘀生新，通利血脉	
使	天冬 麦冬	清泻心肺之火	

【运用】

1. **辨证要点**　主要用于治疗痰火所致的神志不安、错乱、狂躁证。临床以神志错乱、渴喜冷饮、少食不眠、舌红苔黄腻、脉弦滑数为其辨证要点。

2. **加减变化**　（1）狂躁型精神分裂症：如痰多，可加礞石滚痰丸送服；阳明燥结者，加生大黄、芒硝等。（2）癫痫：本方去麦冬、天冬、玄参、朱砂，加炙蜈蚣、僵蚕，合白金丸等，对癫痫大发作的控制，有较好的疗效。

3. **现代运用**　可用于狂躁型精神分裂症、癫痫等病症。

【方名释义】　本方以生铁落为方名、为主药。生铁有质重能镇、味辛气平、镇心平肝、定惊疗狂等特性。取生铁一大块，入火中烧赤红欲沸，放砧上用锤重重敲锻时，火花四溅，纷纷坠地者，是名铁落，以此用水煎煮，铁的功效则易出。铁为五金之一，取金能克木，故有平肝之用。

【方论精粹】

《中医内科学》："方以生铁落平肝重镇，降逆泄火；钩藤除心热平肝风而泄火；胆南星、贝母、橘红、茯苓涤痰化浊；石菖蒲、远志、茯神、朱砂宣窍宁心复神；天冬、麦冬、玄参、连翘养阴清热解毒；丹参活血化瘀。"

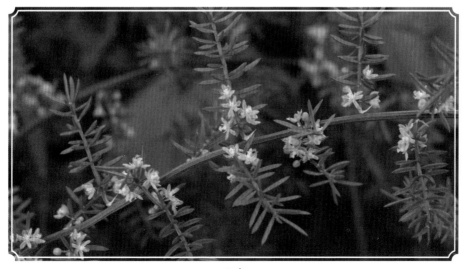

天冬

益母胜金丹

【方歌】

> 益母胜金用当归，熟地川芎与白芍，
> 丹参术附茺蔚子，活血调经用时多。

【方源】 《医学心悟》卷4："经，常也，一月一行，循乎常道，以象月盈则亏也。经不行，则反常而灾至矣。方书以趱前为热，退后为寒，其理近似，然亦不可尽拘也。假如脏腑空虚，经水淋漓不断，频频数见，岂可便断为热？又如内热血枯，经脉迟滞不来，岂可便断为寒？必须察其兼症，如果脉数内热，唇焦口燥，畏热喜冷，斯为有热；如果脉迟腹冷，唇淡、口和，喜热、畏寒，斯为有寒。阳脏、阴脏，于斯而别。再问其经来，血多色鲜者，血有余也。血少色淡者，血不足也。将行而腹痛拒按者，气滞血凝也。既行而腹痛，喜手按者，气虚血少也。予以益母胜金丹。"

【组成】 益母草、熟地黄12克，茺蔚子、当归、白芍、丹参、白术、香附各9克，川芎6克。

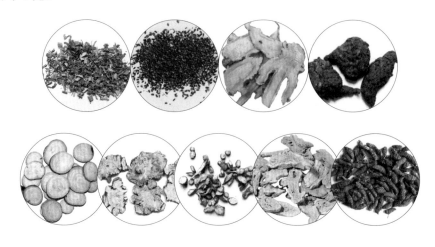

【用法】 水煎服。每日 1 剂，日服 2 次。

【功用】 活血调经。

【主治】 月经不调或前或后，经行不畅，闭经，小腹隐痛，胸胁胀痛。可用于月经不调、闭经等病症。

【方义方解】 方用四物汤（当归、熟地黄、白芍、川芎）养血活血；益母草、茺蔚子、丹参活血调经；配以香附疏肝理气，调经止痛；白术健脾益气。诸药合用，共奏活血调经之功。

【运用】

1. **辨证要点** 主要用于治疗月经不调病症。临床应用以月经量少、小腹隐痛、胸胁胀痛为其辨证要点。

2. **加减变化** 若见血热者，加牡丹皮、生地黄；血寒者，加厚朴、肉桂；潮热盗汗心烦者，加女贞子、旱莲草、何首乌、地骨皮；脾运不健、食少便溏者，加白术、白扁豆、砂仁；心悸不寐者，加远志、五味子等。

3. **现代运用** 常用于治疗月经失调，或前或后等病症。(1) 月经先期：治疗月经周期提前，经量多，色淡红或紫，质稠黏者。经量多者，酌加地榆、槐花。(2) 月经后期：治疗经期延后，量少，色黯有血块，小腹冷痛，畏寒肢冷者。如腹痛拒按、时下血块，酌加蒲黄、五灵脂。

益母草

药 材 档 案

【别名】 坤草、益母蒿、益母艾、红花艾。

【来源】 本品为唇形科植物益母草的新鲜或干燥地上部分。

【性味归经】 苦、辛，微寒。归肝、心包、膀胱经。

【功能主治】 活血调经，利尿消肿，清热解毒。用于月经不调，痛经经闭，恶露不尽，水肿尿少，疮疡肿毒。

【用量用法】 内服：9 ～ 30 克；鲜品 12 ～ 40 克，煎服。

【注意事项】 孕妇慎用。

消瘰丸

【方歌】

> 消瘰牡蛎贝玄参，散结消痰并滋阴，
> 肝肾素亏痰火盛，临证加减细酌斟。

【方源】 《医学心悟》卷 4 ："瘰疬者，肝病也。肝主筋，肝经血燥有火，则筋急而生瘰，瘰多生于耳前后者，肝之部位也。其初起即宜消瘰丸消散之。"

【组成】 玄参、牡蛎（醋研）、川贝母各 120 克。

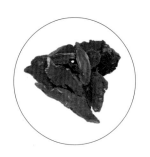 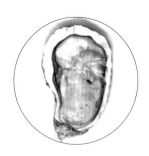 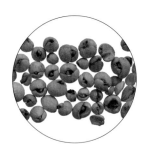

【用法】 上药共研细末，炼蜜为丸，如梧桐子大。每服 9 克，日服 2 次。亦可各用 10 ～ 12 克，水煎服。

【功用】 清热化痰，软坚散结。

【主治】 瘰疬，痰核，症见咽干、舌红、脉弦滑者。

【方义方解】 本方所治之瘰疬，因肝肾阴虚，肝火郁结，灼津为痰，痰火凝聚而成。治当清热化痰，软坚散结，兼顾肝肾之阴，清降虚火。方中以贝母消痰散结，牡蛎软坚散结；配以玄参清热养阴。三药均能散结消肿，药性均属寒凉，合用可使热清痰化，瘰疬自消。

【运用】

1. **辨证要点**　主要用于治疗阴虚火旺引起的瘰疬等证。临床应用以颈部淋巴结肿大、按之疼痛，或乳腺增生伴口干低热舌红等，为其辨证要点。

2. **加减变化**　(1)颈淋巴结结核：初期可加疏肝解郁、养血化痰之品，如柴胡、赤白芍、海藻、半夏、黄芩、百部等；肝火偏旺者，加生山栀；中期可加托毒透脓化痰解郁之品，如生黄芪、皂角刺、炙山甲、半夏、百部、海藻、柴胡等；后期可加滋肾补肺之品，如党参、生地黄、麦冬、地骨皮等。(2)急性淋巴结炎：本方加清热解毒、活血软坚之品，如金银花、蒲公英、赤芍、丹参、夏枯草等治疗，有一定疗效。(3)慢性淋巴结炎：本方加益气养阴、软坚活血之品，如黄芪、党参、生地黄、麦冬、三棱、莪术、益母草、夏枯草等治疗，有一定疗效。(4)乳腺增生病：本方加疏肝理气、活血化瘀之品，如丹参、橘核、制香附、王不留行、皂角刺、赤白芍等治疗，有一定疗效。

3. **现代运用**　可用于颈淋巴结结核，急、慢性淋巴结炎，乳腺增生病以及肺结核，甲状腺功能亢进，甲状腺肿大等病症。

4. **注意事项**　如颈淋巴结结核，症情较轻者，亦可单独服用丸剂即可。

【方论精粹】

张锡纯《医学衷中参西录》载上方，另加入生黄芪四两，三棱、莪术各二两，朱血竭、生明乳香、没药各一两，龙胆草一两，牡蛎十两。上十味，共为细末，蜜丸，梧桐子大，每服9克，用海带15克洗净切丝，煎汤送下，日再服。方中重用牡蛎、海带以消痰软坚，为治瘰疬的主药。恐脾胃弱者，久服有碍，故用黄芪、三棱、莪术以开胃健脾，使脾胃强壮，自能运化药力，以达病所。且此证之根在于肝胆，而三棱、莪术善理肝胆之郁；此证既成，坚如铁石，三棱、莪术善开至坚之结。又佐以朱血竭、生明乳香、没药以通气活血，使气血毫无滞碍，瘰疬自易消散也。而犹恐少阳之火盛，加胆草直入肝胆以泻之；元参、贝母清肃肺金以镇之。综观此方，实即《医学心悟》消瘰丸改进加味而成。

萆薢饮

【方歌】

> 浊热膏淋萆薢饮，蛤粉石韦莲子心，
> 车前茯苓灯心入，菖蒲黄柏建功勋。

【方源】 《医学心悟》卷3："淋者，小便频数，不得流通，溺已而痛是也。大抵由膀胱经湿热所致。然淋有六种，一曰石淋，下如砂石，有似汤瓶久在火中，底结白碱也，益元散加琥珀末主之。二曰膏淋，滴下浊液，如脂膏也，萆薢饮主之。"

【组成】 萆薢9克，文蛤粉（研细）、石韦、车前子、茯苓各4.5克，灯心20节，莲子肉、石菖蒲、黄柏各2.4克。

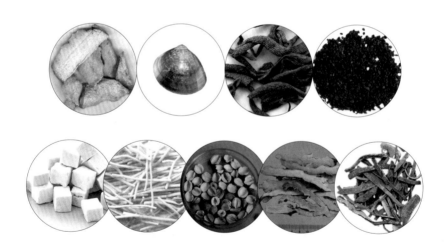

【用法】 水煎服。

【功用】 清热利湿，通淋化浊。

【主治】 主治膏淋，及诸淋，溺浊如涕，溲时涩痛。

【方义方解】 湿热下注，蕴结膀胱称膏淋及诸淋，故用萆薢、文蛤粉、石韦、车前子、茯苓、灯心草诸药利水通淋，而以萆薢为主，以其利湿浊而治茎中之痛。加入黄柏清热胜湿，莲子心、菖蒲清热开窍而除湿浊。故本方具有清热利湿、通淋化浊之功。

【运用】

1. **加减变化** 若小腹胀，尿涩不畅者，加乌药、青皮、郁金；脂块阻塞尿道者，加射干、贝母。

2. **现代运用** 现在常用于治疗乳糜尿、前列腺炎、泌尿系感染等病。

--------------- • 类方鉴别 • ---------------

尿浊，淋证有寒热之分，虚实之别。如湿热下注，蕴结膀胱者，用萆薢饮清热利湿，通淋化浊。如因下元虚冷，湿浊内蕴，则用萆薢分清饮温肾利湿，分清别浊。两方虽均治小便频数、混浊，但是机理不同。

石 韦

药材档案

【别名】石樜、石皮、石剑、潭剑，金星草、生扯拢、虹霓剑草。

【来源】本品为水龙骨科多年生常绿草本植物庐山石韦、石韦或有柄石韦的干燥叶。

【性味归经】甘、苦，微寒。归肺、膀胱经。

【功能主治】利尿通淋，清肺止咳，凉血止血。用于热淋，血淋，石淋，小便不通，淋漓涩痛，肺热喘咳，吐血，衄血，尿血，崩漏，金疮，痈疽。

【用量用法】内服：6～12克，煎服；大剂量可用至30～60克。

【注意事项】阴虚及无湿热者忌服。

萆薢分清饮

【方歌】

> 程氏萆薢分清饮，黄柏茯苓术丹参，
> 莲子菖蒲及车前，清热利湿淋浊分。

【方源】 《医学心悟》卷 4："浊之因有二种，一由肾虚败精流注；一由湿热渗入膀胱。肾气虚，补肾之中必兼利水，盖肾经有二窍，溺窍开则精窍闭也。湿热者，导湿之中必兼理脾，盖土旺则能胜湿，且土坚凝则水自澄清也。补肾，菟丝子丸主之；导湿，萆薢厘清饮主之。或问：浊有赤者，何也？答曰：此浊液流多，不及变化也，又或心火盛，亦见赤色，宜加入莲子心、灯心、丹参等药。"

【组成】 川萆薢 6 克，黄柏（炒褐色）、石菖蒲各 1.5 克，茯苓、白术各 3 克，莲子心 2.1 克，丹参、车前子各 4.5 克。

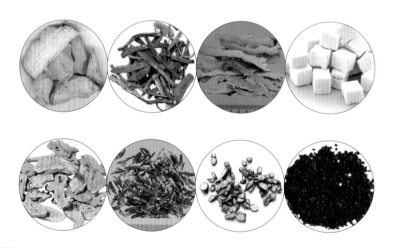

【用法】 水煎服。

【功用】 清热利湿，分清化浊。

【**主治**】　下焦湿热。小便白浊，频数涩痛，白如米泔，凝如膏脂。

【**方义方解**】　本方所治之膏淋，是由湿热下注膀胱所致。肾受湿热之邪，封藏失职，故小便频数；肾失气化，不能分清别浊，故小便浑浊，甚则凝如膏脂。治宜清热利湿，分清化浊。方中萆薢利湿化浊，为治膏淋之主药。石菖蒲化浊除湿，萆薢得菖蒲之助，庶可除湿而分清化浊；黄柏、车前子清热利湿，以除肾与膀胱湿热之邪；茯苓、白术渗湿化浊，且有健脾之功；莲子心清心泻火；丹参凉血活血。诸药合用，清湿热化湿浊，以助肾之气化，膀胱之开合，可达邪去正安。综观全方，通中有涩，利湿而又健脾益气，涩中有通，治尿频又能分清别浊。适用于湿热下注膀胱、小便浑浊短赤之症。

君	萆薢	利湿通淋，分清别浊，为治疗本证的特异性药物	
臣	黄柏	清热燥湿	全方配伍理论清晰，思路严谨，选药精当，故而疗效极佳
	车前子	利水通淋，清利膀胱湿热	
	石菖蒲	化湿通窍、定心志以止小便频数	
佐使	茯苓	健脾祛湿，使脾旺能运化水湿	
	白术		
	莲子心	清心火，以阻心热下移于小肠，及小肠之热上扰于心	
	丹参		

【**运用**】

1. **辨证要点**　本方为主治下焦虚寒淋浊的常用方。临床应用以小便浑浊频数、舌淡苔白、脉沉为辨证要点。

2. **加减变化**　兼肾虚加补肾药：菟丝子、淫羊藿、巴戟天、枸杞子；兼瘀血加化瘀通络药：赤芍、桃仁、王不留行；兼肝郁气滞加疏肝解郁理气药：柴胡、刺蒺藜、川楝子、元胡、荔枝核；兼正气虚加补气养血药：黄芪、当归、党参。

3. **现代运用**　本方适用于乳糜尿、慢性前列腺炎、慢性肾盂肾炎、慢性

肾炎、慢性盆腔炎等下焦虚寒，湿浊不化者。

4. **注意事项**　湿热白浊则非本方所宜。

【方论精粹】

汪汝麟《证因方论集要》："萆薢能泄阳明厥阴湿热，去浊而分清。白术苦以燥湿。茯苓淡以利水。莲心、丹参入心，即以导小肠。黄柏清热。车前通淋。石菖蒲开九窍而通心。心肾通则气化行而浊止矣。"

黄 柏

药 材 档 案

【别名】黄檗、元柏、檗木、檗皮。

【来源】本品为芸香科落叶乔木植物黄檗（关黄柏）和黄皮树（川黄柏）的除去栓皮的树皮。

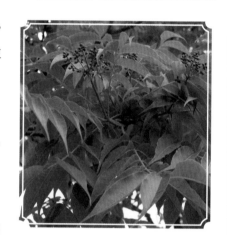

【性味归经】苦，寒。归肾、膀胱经。

【功能主治】清热燥湿，泻火除蒸，解毒疗疮。用于湿热泻痢，黄疸尿赤，带下阴痒，热淋涩痛，脚气痿躄，骨蒸劳热，盗汗，遗精，疮疡肿毒，湿疹湿疮。盐黄柏滋阴降火。用于阴虚火旺，盗汗骨蒸。

【用量用法】内服：3～12克，煎服；或入丸、散。外用：适量。清热燥湿解毒多生用，泻火除蒸退热多盐水炙用，止血多炒炭用。

【注意事项】脾胃虚寒者忌用。

月华丸

【方歌】

> 月华丸方擅滋阴，二冬二地沙贝苓，
> 山药百部胶三七，獭肝桑菊保肺金。

【方源】 《医学心悟》卷3："滋阴降火，消痰，祛瘀，止咳，定喘，保肺，平肝，消风热，杀尸虫，此阴虚发咳之圣药也。"

【组成】 天冬、麦冬、生地黄、熟地黄、山药、百部、沙参、川贝母、阿胶各30克，茯苓、獭肝、三七各15克。

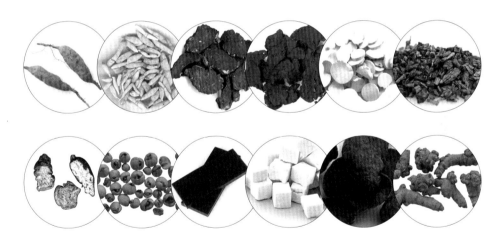

【用法】 用白菊花、桑叶各60克熬膏，将阿胶化入膏内，和诸药末，炼蜜为丸。每服5～10克，日服2～3次，嚼化或吞服。亦可参照临床常用剂量作汤剂水煎服。

【功用】 滋阴润肺，镇咳止血。

【主治】 肺肾阴虚，劳瘵久嗽或痰中带血。

【方义方解】 方中沙参、麦冬、天冬、生熟地黄养阴润肺；百部、贝母、獭肝化痰止嗽，兼能杀虫；三七、阿胶补肺养血止血。山药、茯苓健脾益气，脾肺双补；桑叶、菊花清肺热，为治标之法。全方配伍，共奏滋阴润肺、镇咳止血之效。

【运用】

1. **辨证要点** 主要用于治疗肺肾阴虚之久咳咯血证。临床应用以舌红脉细、咽干口燥、久咳痰中带血为其辨证要点。

2. **加减变化** 咳血鲜红，加黄芩、焦山栀；咳血紫暗、胸闷痛，加丹参、赤芍；盗汗，加浮小麦、糯稻根；潮热，加地骨皮、白薇；治肺癌，加半枝莲、鱼腥草、白花蛇舌草。

3. **现代运用** 用于治疗肺结核、肺癌、久咳咯血，又用于治疗结核性脑膜炎等病症。

4. **注意事项** 临床应用时可改作汤剂煎服，并根据病情随症加减；症情稍稳定后，再用丸剂缓调。方中獭肝因来源困难可不用，或易以紫河车。

【方论精粹】

唐宗海《血证论》："獭肝随月变形，每月生一叶，正月则合为一叶，以其变化不测，而性又能杀虫，凡痨虫隐伏幻怪者，亦以此幻怪之物治之，乃自古相传之灵药，方名月华，实以此药命名。而虫所由生，则由于瘀血所变，故用三七以化瘀，血之所以化虫者，又由于痰热所蒸，故用余药润利，以清痰火，但取杀虫，则獭肝一味已足，但取消瘀，则三七一味已足，而必多其品物者，攻补兼行，标本兼治，乃为全胜之师也。"

【方名释义】 "月华"，古人指月亮或月亮周围的光环。有"清阴往来远，月华散前墀"（江文通《杂体诗》）和"舟子夜离家，开舲望月华"（庚信《舟中望月》）等诗句。又因肺属阴，为五脏之华盖，犹如月亮之光彩华美。本方能滋阴润肺，治疗肺痨之病，故名"月华丸"。

启膈散

【方歌】

> 启膈散中用郁金,沙参丹参贝荷苓,
> 杵头糠与砂仁壳,噎膈痰结劳可饮。

【方源】 《医学心悟》卷3:"通噎膈,开关之剂,屡效。"

【组成】 沙参、丹参各9克,茯苓3克,川贝母(去心)4.5克,郁金、杵头糠各1.5克,砂仁壳1.2克,荷叶蒂2个。

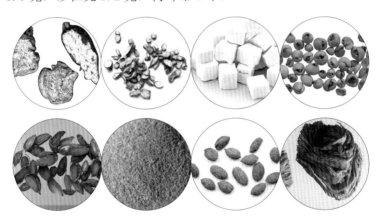

【用法】 水煎服。

【功用】 润燥解郁,化痰降逆。

【主治】 噎膈。咽下梗死,食入即吐,或朝食暮吐,胃脘胀痛,舌绛少津,大便干结者。

【方义方解】 经云:"三阳结谓之膈",结,结热也,热盛则干,程国彭氏谓噎膈症,不出"胃脘干槁"四字,深得膈证要领。朱丹溪之韭汁牛乳饮,已先得滋阴润燥之旨矣。程氏此方,取沙参、丹参为君,甘凉润燥、和营疏瘀,亦韭汁牛乳饮之意也;川贝母、广郁金苦辛泻降为臣;茯苓甘淡和中,砂仁沁香悦脾,以为佐使。妙在藉荷蒂少阳生发之气、升举清阳,杵头糠通肠开胃、下气磨积，顺其阴阳升降之机焉。

君	沙参	甘凉润燥，和营疏瘀
	丹参	
臣	川贝母	苦辛泻降
	郁金	
佐使	茯苓	甘淡和中
	砂仁	沁香悦脾
	荷蒂	升举清阳
	杵头糠	通肠开胃，下气磨积

【运用】

1. **辨证要点**　主要用于治疗痰气郁滞于胸膈之证。临床应用以吞咽梗阻、呃逆或呕吐痰涎、胸膈痞满，为其辨证要点。

2. **加减变化**　原方下注："虚者，加人参；前证若兼虫积，加胡黄连、芜荑；甚者，用河间雄黄散吐之；若兼血积，加桃仁、红花，或另以生韭汁饮之；若兼痰积，加广橘皮；若兼食积，加莱菔子、麦芽、山楂。"此外，临床如见呃逆，加公丁香、柿蒂，食道癌，加白花蛇舌草、半枝莲、天龙等。

3. **现代运用**　常用于治疗胃神经官能症，贲门失弛缓症，贲门炎，食道炎，膈疝，以及贲门癌、食道癌的辅助治疗；又用于治疗一般厌食症。

【方论精粹】

1.《医学心悟》："古方治噎膈，多以止吐之剂通用，不思吐，湿症也，宜燥。噎膈，燥症也，宜润。经云：三阳结谓之膈。结，结热也，热甚则物干。凡噎膈症，不出胃脘干槁四字。槁在上脘者，水饮可行，食物难入。槁在下脘者，食虽可入，久而复出。夫胃既槁矣，而复以燥药投之，不愈益其燥乎？是以大小半夏二汤，在噎膈门为禁忌。予当用启膈散开关，更佐以四君子汤调理脾胃。"

2. 汪汝麟《证因方论集要》："砂仁壳、郁金苦辛以启膈。茯苓、贝母甘润以豁痰。丹参、沙参去瘀清胃。杵头糠味辛甘主治膈气噎塞。荷叶蒂专升少阳生气。"

丹 参

【别名】赤参、山参、红参、郄蝉草、木羊乳、奔马草、紫丹参、活血根。

【来源】本品为唇形科植物丹参的干燥根和根茎。

【性味归经】苦，微寒。归心、肝经。

【功能主治】活血祛瘀，通经止痛，清心除烦，凉血消痈。用于胸痹心痛，胸胁刺痛，脘腹疼痛，癥瘕积聚，热痹疼痛，心烦不眠，月经不调，痛经经闭，疮疡肿痛。

【用量用法】内服：10 ～ 15 克，煎服。

【注意事项】不宜与藜芦同用。

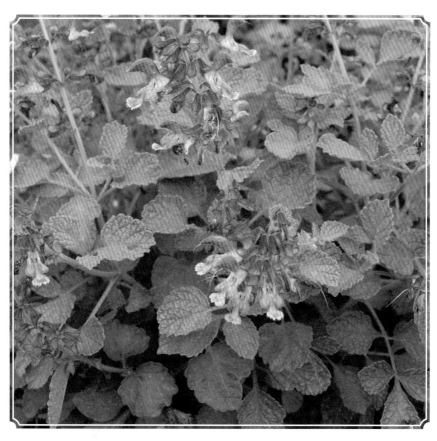

启膈散

41

沉香降气散

【方源】 《医学心悟》卷3："治气滞心痛。"

【组成】 沉香（细锉）9克,砂仁21克,甘草（炙）、香附（盐水炒）各15克,延胡索（酒炒）、川楝子（煨,去肉净）各30克。

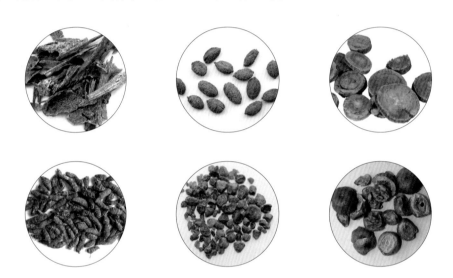

【用法】 上为末。每服6克,淡姜汤调下。

【功用】 行气降气,止痛。

【主治】 气滞心痛。

【方义方解】 本证属于气滞气逆之痛证。故方中用沉香可行气止痛、温中降逆、纳气平喘,主要用于脘腹冷痛,气逆喘息,胃寒呕吐呃逆,腰膝虚冷,大肠虚,小便失养等;砂仁可化湿开胃,温脾止泻,理气安胎;炙甘草调和诸药,健脾补气;香附可疏肝解郁,调经止痛,理气调中;延胡索可活血散瘀,行气止痛;川楝子可疏泄肝热,行气止痛,治气郁而有热之证尤宜。诸药合用共奏行气降气、止痛之功。

程钟龄治病趣闻——施计治"足痿"

程钟龄是清代著名医家，他临证经验丰富，别人久治不愈的疾病，经他治疗常能奇迹般地康复，名噪康熙、雍正年间。

有一富翁，身患足痿，欲行必以手持物方可缓慢移步，服过许多药皆无效。他久慕程钟龄的大名，让人抬了去求治。

程钟龄见他六脉调和，得知病人遍服中药无效，断定这是心病，非药物所能治，决定施计治疗。他替病人收拾了一间房子，安顿病人住下。

程钟龄预先在病人住的房间里摆上许多古玩，并特意在病人坐凳旁放置一瓷瓶。他向病人介绍说："这是我的古董收藏室，所藏之物皆属珍品。"他一一告诉病人它们的价值。最后，他指着瓷瓶说："这是我的传世之宝，十分稀罕，千金难求。"实际上，包括瓷瓶在内的所有东西都是赝品，只是病人属于外行，被蒙在鼓里罢了。

病人在屋里闷坐了两天，见程钟龄既不开处方，也不嘘寒问暖，甚至回避见他，憋得心慌。第三天，他决定出去走走。因离开重物难以迈步，他只好就近抱着瓷瓶小心翼翼地起身。

岂知程钟龄在旁边窥视已久，待病人举步欲走时，程钟龄突然出现，猛喝道："你好大的胆！竟敢偷走我家的宝瓶！"病人一惊，手一软，"当"的一声，瓷瓶从手中滑落到地上，摔得粉碎。这下病人大惊失色，垂手痴立在那里。

程钟龄见病人不靠支持物已能站立，心里十分高兴，暗自思忖：这病已去几分，应该趁热打铁。于是，他上前握住病人的手说："你别害怕，跟我来！"那人竟跟在程钟龄身后走出屋外，他举步平稳，行走如常，多年顽疾，一下子就治好了。

程钟龄这才告诉病人，他摔碎的东西并不是什么稀世之宝，是为了解除心理上压力、转移注意力而设的计谋。病人恍然大悟，连声赞扬程钟龄的高明医术。

泽兰汤

【方源】 《医学心悟》卷 3 ："泽兰汤调经，通血脉，治经闭。"

【组成】 泽兰 6 克，柏子仁、当归、白芍、熟地黄、牛膝、茺蔚子各 4.5 克。

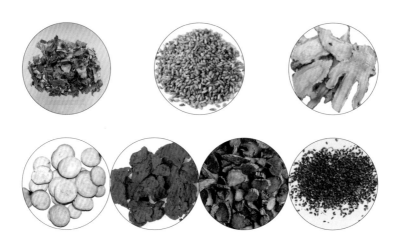

【用法】 水煎服。

【功用】 活血调经。

【主治】 月经不调及室女经闭成损，鬓发焦枯，咳嗽发热。

【方义方解】 本证属于血瘀血虚症，故方中用泽兰气味辛香，入肝脾经，活血祛瘀、生肌；当归、白芍、熟地黄、茺蔚子活血化瘀；牛膝引血下行；柏子仁养血安神。诸药合用共奏活血化瘀、调经通脉之功。

【方论精粹】

冉小峰《历代名医良方注释》："查此方清血养血，半调平疏，为血分缓调之方。凡产后或小产，去血较多，正气受损，而败血未尽，腹部不舒，此方以为补，则可以去宿，以为攻，则可以生新，实为合拍。本方主治条文，然末少气力三字当着眼，盖实而夹虚。脱为虚，则为桃仁承气、下瘀血汤、失笑散、通经散之治，何须用之。又条文恶露不尽，腹痛不除，亦当着眼，不尽云者，非不行，乃行之不尽耳。本经泽兰主治条文，曰主乳产内衄中风余疾，九字作一句，此乃谓乳产内衄余疾也。本方可与芎归汤对勘，彼用当归补血，而藉川芎以运行之。此用当归、白芍、生地补血，而借泽兰以运之。川芎比泽兰为燥烈，泽兰比川芎为清芬，是本方较芎归汤，尤为清纯妙婉也。泽兰香臭浓郁，既能醒解血分之秽浊，中含单宁酸，又有收缩子宫黏膜作用，故为妇科产后要药。本经谓主内衄，别录谓疗内塞，亦补亦清，亦闭亦阖，头头是道，可通无穷，顾学者用之何如耳。"

泽 兰

药 材 档 案

【别名】地笋、地石蚕、蛇王草、地瓜儿苗。

【来源】本品为唇形科植物毛叶地瓜儿苗的干燥地上部分。

【性味归经】苦、辛，微温。归肝、脾经。

【功能主治】活血调经，祛瘀消痈，利水消肿。

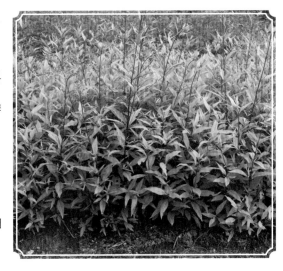

用于月经不调，经闭，痛经，产后瘀血腹痛，疮痈肿毒，水肿腹水。

【用量用法】内服：6 ~ 12克，煎服。外用：适量。

【注意事项】无瘀滞者慎服。

当归泽兰汤

【方源】《医学心悟》卷4："既产而腹痛拒按者，此瘀血也，法当祛瘀生新，当归泽兰汤主之。"

【组成】 当归、泽兰、白芍（酒炒）、川芎、大熟地黄（九制）各4.5克，延胡索（酒炒）、红花、香附、牡丹皮各1.5克，桃仁（去皮、煎、炒、研）7粒。

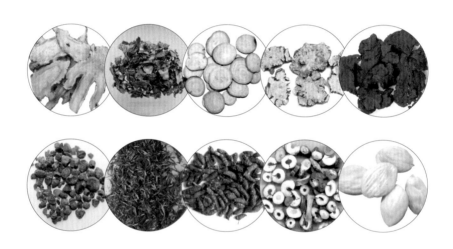

【用法】 水煎，入童便、热酒各30毫升，热服。

【功用】 祛瘀生新。

【主治】 半产后瘀血而腹痛拒按者。

【方义方解】 本证属于瘀血阻络兼阴虚内热证，故方中用当归、泽兰、桃仁、红花活血化瘀，白芍、熟地黄养血滋阴，香附、川芎行气活血，延胡索通络止痛，牡丹皮清热凉血活血，直达病所。诸药合用共奏活血化瘀、清热止痛之功。

加味清震汤

【方源】 《医学心悟》卷3:"雷头风者,头痛而起核块,或头中雷鸣,多属痰火,清震汤主之。"

【组成】 升麻、苍术各3克,青荷叶(全用)1个,甘草(炙)、陈皮各2.4克,蔓荆子、荆芥各4.5克,薄荷1.5克。

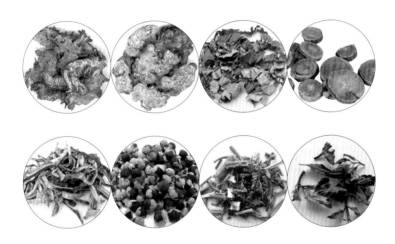

【用法】 水煎服。

【功用】 清热燥湿,祛痰升清。

【主治】 雷头风。

【方义方解】 本证属于中焦痰火之头风。故方中用苍术燥湿健脾,导浊阴之气下降;升麻、荷叶轻宣通阳,轻扬开窍,助清阳之气上升;陈皮祛痰湿,降逆和胃;蔓荆子入少阳经,散头部风热,治头两侧痛;荆芥发表,祛风,理血;薄荷发散风热,疏肝解郁;炙甘草健脾益气,调和诸药。诸药相和,使脾健肝和,故收效满意。

【方论精粹】

汪汝麟《证因方论集要》："此足阳明药也。升麻性阳味甘，气升能解百毒。苍术辛烈，燥湿强脾，能辟瘴疠，此局方升麻汤也。荷叶色青气香，形仰象震，能助胃中清阳上行。用甘温辛散之药，以升发之，使邪从上越，且固胃气，使邪不传里也。其加味则皆疏风和胃之意。"

升 麻

药材档案

【别名】龙眼根、莽牛卡架、窟窿牙根。

【来源】本品为毛茛科植物大三叶升麻、兴安升麻或升麻的干燥根茎。

【性味归经】辛、微甘，微寒。归肺、脾、胃、大肠经。

【功能主治】发表透疹，清热解毒，升举阳气。用于风热感冒，头痛，齿痛，口舌生疮，咽喉肿痛，麻疹不透，阳毒发斑，脱肛，子宫脱垂。

【用量用法】内服：3 ~ 10 克，煎服。发表透疹、解毒宜生用，升举阳气宜炙用。

【注意事项】麻疹疹出已透，阴虚火旺，肝阳上亢，上盛下虚者忌用。

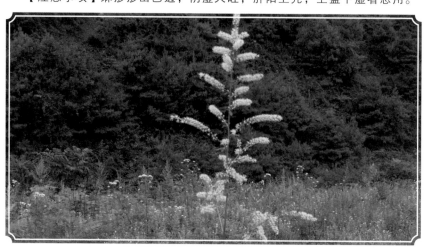

和中丸

【方源】 《医学心悟》卷3："东垣治胀满,不外枳术、补中二方,出入加减,寒热攻补,随症施治。予因制和中丸普送,效者甚多,有力者,当修合以济贫乏。"

【组成】 白术(陈土炒)120克,白扁豆(炒)、陈皮、五谷虫(酒拌,炒焦黄色)各90克,茯苓、砂仁各45克,枳实(面炒)、神曲(炒黑)、麦芽(炒)、山楂(炒)、香附(姜汁炒)、丹参(酒蒸)各60克,半夏(姜汁炒)30克。

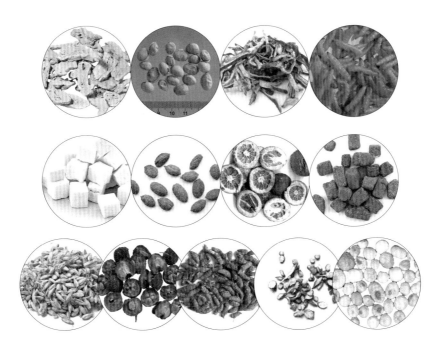

【用法】 荷叶1叶,煎水迭为丸。每日上午、下午开水送服6克。若寒气盛,加干姜、吴茱萸、肉桂;若湿热盛,加黄连、连翘;若大便闭结,先用三黄枳术丸下之,随用本方渐磨之;若兼瘀血,加厚朴、赤芍;若脾气虚弱,用六君子汤吞服此丸,或以补中益气汤送下。

【功用】 健脾益气,消食破积,疏肝理气。

【主治】 鼓胀,痞积。

【方义方解】 本证属于肝脾不和、有积食之证。故方中用白术、白扁豆、茯苓健脾益气；陈皮、半夏理气化痰；枳实、香附、砂仁善理中焦气机枢纽；神曲、麦芽、山楂、五谷虫健脾消食；丹参活血养血，荷叶清热。诸药合用共奏健运中焦、理气化痰、消食利水之效。

• 中医辞典——鼓胀 •

　　鼓胀系指肝病日久，肝脾肾功能失调，气滞、血瘀、水停于腹中所导致的以腹胀大如鼓，皮色苍黄，脉络暴露为主要临床表现的一种病症。本病在古医籍中又称单腹蛊、臌、蜘蛛蛊等。鼓胀为临床上的常见病。历代医家对本病的防治十分重视，把它列为"风、痨、鼓、膈"四大顽症之一，说明本病为临床重证，治疗较为困难。

川楝子
药材档案

　　【别名】楝实、楝子、仁枣、金铃子、苦楝子、石茱萸、川楝实、川楝树子。

　　【来源】本品为楝科植物川楝的干燥成熟果实。

　　【性味归经】苦，寒；有小毒。归肝、小肠、膀胱经。

　　【功能主治】疏肝泄热，行气止痛，杀虫。用于肝郁化火，胸胁、脘腹胀痛，疝痛，虫积腹痛。

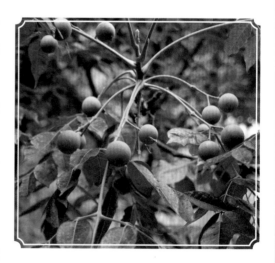

　　【用量用法】内服：5～10克，煎服。外用：适量，研末调搽。

　　【注意事项】本品有毒，不宜过量或持续服用。脾胃虚寒者慎用。

奔豚丸

【方源】 《医学心悟》卷3："治肾之积，在脐下，发于小腹，上冲心而痛。"

【组成】 川楝子（煨，去肉）30克，茯苓、橘核（盐酒炒）各45克，肉桂9克，附子（炮）、吴茱萸（汤泡七次）各15克，荔枝子（煨）24克，小茴香、木香各21克。

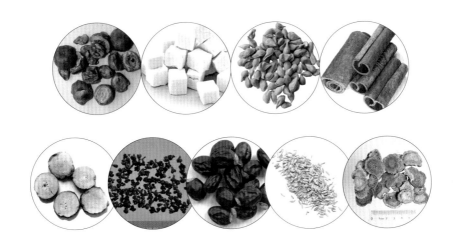

【用法】 熬砂糖为丸。每服6克，淡盐汤送下。

【功用】 温肾阳，理气化痰。

【主治】 肾积。

【方义方解】 本证属于肾阳虚衰、兼有痰滞之证。故方中用肉桂、附子、吴茱萸、小茴香温脾肾之阳；木香、荔枝子、川楝子、橘核理气化痰；茯苓健脾益气，利水安神。诸药合用共奏温肾阳、理气之功，用于治疗肾脏寒气上冲所致的奔豚气。

【方论精粹】

《医学心悟》："奔豚丸，川楝子煨一两，茯苓、橘核盐酒炒，各一两五钱，肉桂三钱，炮附子、吴茱萸汤泡，各五钱，荔枝子煨，八钱，小茴香、木香各七钱。为细末，熬砂糖为丸。每服二钱，淡盐汤送下。若有热者，去附、桂。"

【方名释义】 奔豚，又称奔豚气，是一种中国古代的病名，见《灵枢》《难经》《金匮要略》等，为五积之一，属肾之积。《金匮要略》称之为"奔豚气"。豚，即小猪。奔豚一由于肾脏寒气上冲，一由于肝脏气火上逆，临床特点为发作性下腹气上冲胸，直达咽喉，腹部绞痛，胸闷气急，头昏目眩，心悸易惊，烦躁不安，发作过后如常，有的夹杂寒热往来或吐脓症状。因其发作时胸腹如有小豚奔闯，故名。从证候表现看，类于西医的胃肠神经官能症（肠道积气和蠕动亢进或痉挛状态）及冠心病、心血管神经症等。

茯 苓

药材档案

【别名】茯菟、茯灵、茯蕶、云苓、茯兔、伏菟、松腴。

【来源】为多孔菌科真菌茯苓的菌核。多寄生长于松科植物赤松或马尾松等的树根上。

【性味归经】甘、淡，平。归心、肺、脾、肾经。

【功能主治】利水渗湿，健脾，安神。用于水肿尿少，痰饮眩悸，脾虚食少，便溏泄泻，心神不安，惊悸失眠。

【用量用法】内服：10～15克，煎服。

【注意事项】虚寒精滑、气虚下陷者宜慎用。入药宜切制成薄片，以利药力溶出。

加味枳术汤

【方源】 《医学心悟》卷4："谷疸，胸膈满闷，嗳腐吞酸以加味枳术汤，加茵陈治之，应手辄效。"

【组成】 白术6克，枳实、陈皮、麦芽、山楂、茯苓、神曲、连翘各3克，茵陈、荷叶各4.5克，泽泻1.5克。

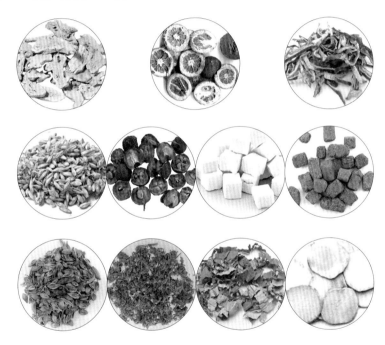

【用法】 水煎服。

【功用】 健脾消食，利湿退黄。

【主治】 谷疸，胸膈满闷，嗳腐吞酸。

【方义方解】 白术除胃中湿热；枳实消胃中停滞；荷叶取之以升发胃中生气，此东垣原法也。佐以麦芽、山楂、神曲大和中焦；茯苓、陈皮以和脾土；连翘、茵陈以散湿热；泽泻功专利湿行水。

【运用】

1. **辨证要点**　临床以胸膈满闷、嗳腐吞酸、目珠及皮肤皆见黄色者为辨证要点。

2. **加减变化**　兼伤酒，加葛根 3 克；便秘，去白术，加莱菔子、黄芩。

【方论精粹】

汪汝麟《证因方论集要》："白术除胃中湿热。枳实消胃中停滞。荷叶取之以升发胃中生气，此东垣原法也。佐以麦芽、山楂、神曲大和中焦。茯苓、陈皮以和脾土。连翘、茵陈以散湿热。泽泻功专利湿行水。此治谷疸者。"

白　术

药材档案

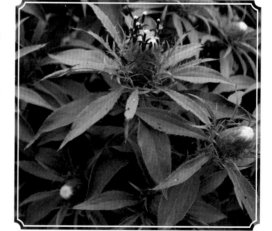

【别名】冬术、浙术、种术、白苯、山蓟、天蓟、山姜、乞力伽。

【来源】本品为菊科植物白术的干燥根茎。

【性味归经】苦、甘，温。归脾、胃经。

【功能主治】健脾益气，燥湿利水，止汗，安胎。用于脾虚食少，腹胀泄泻，痰饮眩晕，心悸不宁，水肿，自汗，胎动不安。

【用量用法】内服：6 ~ 12 克，煎服。

【注意事项】本品燥湿伤阴，阴虚内热、津液亏耗者忌用。

加味八珍汤

【方源】 《医学心悟》卷4："凡临产误自惊惶，用力太早，致浆水去多，干涩难生。速服此方，补养气血以助其力。虚甚者，速服二、三剂必效，但宜大碗饮之，不可迟疑。志之，志之。"

【组成】 人参、茯苓各2.4克（虚者3.4克），白术（陈土炒）3克，当归15克，炙甘草0.9克，川芎、大怀熟地黄各4.5克，白芍（酒炒）、益母草各6克，明乳香1.5克，丹参（酒炒）9克。

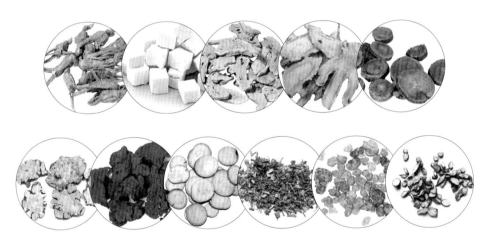

【用法】 水煎服。虚甚者速服2～3剂。岁月天寒，加黑姜1.5克；服药而呕，加生姜2片，砂仁1.5克。

【功用】 补养气血，保产顺生。

【主治】 临产误自惊惶，用力太早，致浆水去多，干涩难生者。

【方义方解】 本证属于气血两虚证，故用人参、熟地黄相配，益气养血，共为君；白术、茯苓健脾渗湿，当归、白芍养血和营，均为臣；佐以川芎活血行气，使之补而不滞；炙甘草益气和中，调和诸药，为使。诸药合用，共起补养气血以助其力、保产顺生之效。

附方——八珍汤

【组成】 人参、白术、白茯苓、当归、川芎、白芍药、熟地黄、甘草（炙）各 30 克。

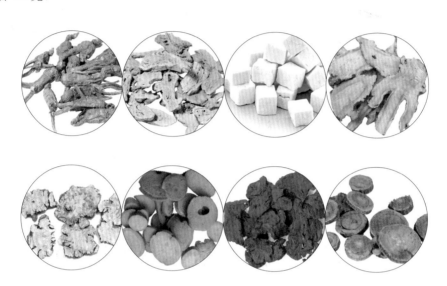

【用法】 作汤剂，加生姜 3 片，大枣 5 枚，水煎服，用量根据病情酌定。

【功用】 益气补血。

【主治】 气血两虚证。面色苍白或萎黄，头晕目眩，四肢倦怠，气短懒言，心悸怔忡，饮食减少，舌淡苔薄白，脉细弱或虚大无力。

【方义方解】 本方所治气血两虚证多由久病失治、或病后失调、或失血过多而致，病在心、脾、肝三脏。心主血，肝藏血，心肝血虚，故见面色苍白、头晕目眩、心悸怔忡、舌淡脉细。脾主运化而化生气血，脾气虚，故面黄肢倦、气短懒言、饮食减少、脉虚无力。治宜益气与养血并重。方中人参与熟地黄相配，益气养血，共为君药。白术、茯苓健脾渗湿，助人参益气补脾；当归、白芍养血和营，助熟地黄滋养心肝；均为臣药。川芎为佐，活血行气，使地、归、芍补而不滞。炙甘草为使，益气和中，调和诸药。

六君子汤

【方歌】

四君子汤中和义，参术茯苓甘草比，
益以夏陈名六君，健脾化痰又理气。

【方源】 《医学心悟》卷3："六君子汤理脾祛痰。"

【组成】 人参、茯苓、白术（陈土炒）、陈皮（去白）、甘草（炙）、半夏（汤泡七次）各3克，生姜1.5克，大枣2枚。

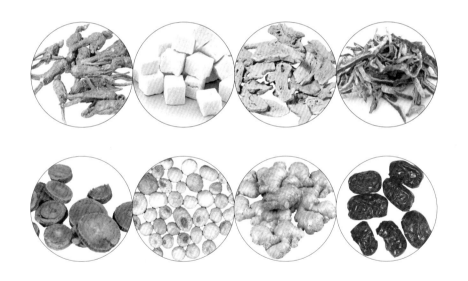

【用法】 水煎服。

【功用】 益气补中，健脾养胃，行气化滞，燥湿除痰，理气降逆。

【主治】 脾胃虚弱，气逆痰滞。食少便溏，咳嗽有痰，色白清稀，短气痞满，呕恶呃逆，吞酸，面色萎黄，四肢倦怠；以及脾虚膨胀，外疡久溃，食少胃弱者；痔漏日久，脉数而涩，饮食日减，肢体愈倦，一切不足之证；胃气虚热，口舌生疮；中气不和，时时带下。

【方义方解】 本方治证以脾虚为本，痰阻为标，方由四君子汤加半夏、陈皮而成。李中梓说，"脾为生痰之源，治痰不理脾胃，非其治也"（《医宗必读》卷9）。张介宾亦说，"见痰休治痰"，"善治痰者，治其生痰之源"（《景岳全书》卷31）。故方中用四君子（人参、白术、茯苓、甘草）益气补虚，健脾助运，以复脾虚之本，杜生痰之源，且重用白术，较之原方四药等量则健脾助运，燥湿化痰之力益胜。半夏辛温而燥，为化湿痰之要药，并善降逆以和胃止呕，《药性论》云其"消痰，下肺气，开胃健脾，止呕吐，去胸中痰满"（见《证类本草》卷10）；陈皮亦辛温苦燥之品，既可调理气机以除胸脘之痞，又能和胃止呕以降胃气之逆，还能燥湿化痰以消湿聚之痰，其行气之功亦有助于化痰，所谓"气顺则痰消"是也。二药合用，燥湿化痰、和胃降逆之功相得益彰，故相须以除痰阻之标。煎煮时少加生姜、大枣，协四君可助益脾，伍夏、陈而能和胃。综观本方药物，实乃四君子汤与二陈汤（陈皮、半夏、茯苓、甘草）相合而成，二方并施，意在甘温益气而不碍邪，行气化滞而不伤正，使脾气充而运化复健，湿浊去而痰滞渐消。

本方配伍特点为：以益气健脾之品配伍燥湿化痰之药，补泻兼施，标本并治。且甘温补脾，助运化之功，可杜生痰之源；燥湿化痰，除中焦之湿，又能助脾运之复。二者相辅相成，共奏益气健脾、燥湿化痰之功。

【运用】

1. **辨证要点** 本方为治疗脾胃气虚兼痰湿证的常用方剂。临床以食少便溏、胸脘痞闷、咳嗽痰多色白、舌淡苔白腻、脉虚为辨证要点。

2. **加减变化** 气虚较甚者，重用人参、白术；痰多壅盛者，重用半夏、陈皮；畏寒怕冷者，加炮姜、附子以温中祛寒；痰多清稀者，加干姜、细辛以温肺化饮。

3. **现代运用** 常用于治疗胃及十二指肠球部溃疡，以及慢性肠胃炎、妊娠呕吐等辨证属脾胃气虚挟痰湿证者。

4. **注意事项** 本方性较温燥，真阴亏损者忌用。

【方论精粹】

1. 吴昆《医方考》："壮者气行则愈，怯者着而成病。东南之土卑湿，人人有痰，然而不病者，气壮足以行其痰也。若中气一虚，则不足以运痰而痰证见矣。是方也，人参、白术、茯苓、甘草，前之四君子也，所以补气；乃半夏则燥湿以制痰，陈皮则利气以行痰耳。名之曰六君子者，表半夏之无毒，陈皮之弗悍，可以与参、苓、术、草比德云尔！"

2. 汪汝麟《证因方论集要》："四君子汤加广皮以顺气，更能开胃进食。虚而有痰再加半夏，半夏虽燥，得参、术、苓、草以和之，亦化为君子，故亦曰六君子汤。若虚火等症，须加炮姜，其功尤速。"

·类方鉴别·

本方由四君子汤加味而成，均有益气健脾之功。二方比较，四君子汤为益气健脾，主治脾胃气虚证的基本方；本方在其基础上重用白术，并加半夏、陈皮二药，又增燥湿化痰和胃之功，适宜于脾胃气虚兼痰湿内阻、肺胃气逆之证。

陈 皮

药材档案

【别名】橘皮、贵老、柑皮、红皮、黄橘皮、广橘皮、新会皮、广陈皮。

【来源】本品为芸香科植物橘及其栽培变种的干燥成熟果皮。药材分为"陈皮"和"广陈皮"。

【性味归经】苦、辛，温。归肺、脾经。

【功能主治】理气健脾，燥湿化痰。用于脘腹胀满，食少吐泻，咳嗽痰多。

【用量用法】内服：3～10克，煎服。

【注意事项】气虚体燥、阴虚燥咳、吐血及内有实热者慎服。

牛膝散

【方源】 《医学心悟》卷4："治胎衣不下，腹中胀急，此药腐化而下，缓则不救。"

【组成】 牛膝、川芎、蒲黄（微炒）、牡丹皮各60克，当归45克，桂心12克。

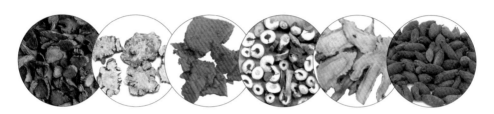

【用法】 共为末。每服15克，水煎服。

【功用】 活血化瘀，温通经络。

【主治】 胎衣不下。

【方义方解】 本证属于下焦瘀血证，故用当归、川芎、蒲黄、牡丹皮，四药和血；桂心辛温以行之，牛膝下走以引之。诸药合用，共奏活血化瘀、温通经脉之效。

【运用】

1. **辨证要点** 本方为治疗下焦瘀血证的常用方剂。临床以腹中胀急疼痛、产后遍身青肿疼痛、舌质紫黯、脉弦涩为辨证要点。

2. **现代运用** 常用于治疗痛经、闭经、产后腹痛。

———————— • 临证提要 • ————————

胞衣不下，或因气力疲惫，不能努力，宜于剪脐时，用物系定，再用归芎汤一服，即下。或血入衣中，胀大而不能下，以致心腹胀痛喘急，速用清酒下失笑丸三钱，俾血散胀消，其衣自下。如不应，更佐以花蕊石散，或牛膝散亦得。

生脉散

【方歌】

生脉麦冬五味参，保肺清心治暑淫，
气少汗多兼口渴，病危脉绝急煎斟。

【方源】 《医学心悟》卷3："治下消者，宜滋其肾，兼补其肺，地黄汤、生脉散并主之。"

【组成】 麦冬6克，人参3克，五味子15粒。

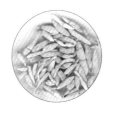 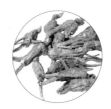 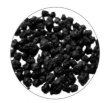

【用法】 水煎服。

【功用】 益气生津，敛阴止汗。

【主治】 热伤气阴，肢体倦怠，气短懒言，汗多口渴，咽干舌燥，脉微；久咳肺虚，气阴两伤，干咳少痰，短气自汗，脉虚者。

【方义方解】 本证多由温热、暑热之邪耗气伤津所致，治疗以益气生津、敛阴止汗为主。肺主皮毛，暑伤肺气，卫外失固，津液外泄，故汗多；肺主气，肺气受损，故气短懒言、神疲乏力；阴伤而津液不足以上承，则咽干口渴。舌干红少苔，脉虚数或虚细，乃气阴两伤之象。方中人参甘温，益元气，补肺气，生津液，故为君药。麦冬甘寒养阴清热，润肺生津，故为臣药。人参、麦冬合用，则益气养阴之功益彰。五味子酸温，敛肺止汗，生津止渴，为佐药。三药合用，一补一润一敛，益气养阴，生津止渴，敛阴止汗，使气复津生，汗止阴存，气充脉复，故名"生脉"。《医方集解》说："人有将死脉绝者，服此能复生之，其功甚大。"至于久咳肺伤，气阴两虚证，取其益气养阴，敛肺止咳，令气阴两复，肺润津生，诸症可平。

君	人参	补肺气，生津液	三药合用，共成补肺益气、养阴生津之功
臣	麦冬	养阴清肺而生津	
佐	五味子	敛肺止渴、止汗	

【运用】

1. **辨证要点**　本方用于温热、暑热、耗气伤阴证。临床应用以汗多神疲、体倦乏力、气短懒言、舌干红少苔、脉虚数为辨证要点。

2. **加减变化**　方中人参性味甘温，若属阴虚有热者，可用西洋参代替；病情急重者全方用量宜加重。

3. **现代运用**　现用于中暑、小儿夏季热、功能性低热及其他发热性疾病而见气阴两伤者。此外，还用于心力衰竭、休克等危急病症。

4. **注意事项**　若属外邪未解，或暑病热盛，气阴未伤者，均不宜用。久咳肺虚，亦应在阴伤气耗、纯虚无邪者，方可使用。

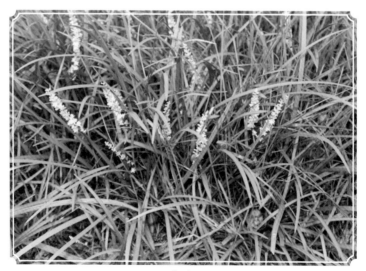

麦冬

【方论精粹】

1. 吴昆《医方考》："肺主气，正气少故少言，邪气多故多喘。此小人道长、君子道消之象。人参补肺气，麦冬清肺气，五味子敛肺气，一补一清一敛，养气之道毕矣。名曰生脉者，以脉得气则充，失气则弱，故名之。东垣云：夏月服生脉散，加黄芪、甘草，令人气力涌出。若东垣者，可以医气极矣。"

2. 罗美《古今名医方论》引柯琴："麦冬甘寒，清权衡治节之司；人参甘温，补后天营卫之本；五味酸温，收先天天癸之原。三气通而三才立，水升火降，而合既济之理矣。"

3. 汪昂《医方集解》："人参甘温，大补肺气为君；麦冬止汗，润肺滋水，清心泻热为臣；五味酸温，敛肺生津，收耗散之气为佐。盖心主脉，肺朝百脉，补肺清心，则元气充而脉复，故曰生脉也。夏月炎暑，火旺克金，当以保肺为主，清晨服此，能益气而祛暑也。"

4. 张秉成《成方便读》："方中但以人参保肺气，麦冬保肺阴，五味以敛其耗散。不治暑而单治其正，以暑为无形之邪，若暑中无湿，则不致留恋之患，毕竟又无大热，则清之亦无可清，故保肺一法，即所以祛暑耳。此又治邪少虚多，热伤元气之一法也。在夏月肺虚者，可服之。"

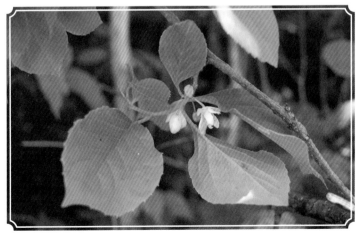

五味子

四顺清凉饮

【方歌】

> 四顺清凉治秘结，大便不通毒火烈，
> 赤芍当归大黄草，急急煎服效最捷。

【方源】《医学心悟》卷4："经曰：气旺则能生血也。治外障者，蒺藜汤，蝉花无比散散之。若兼饮食所伤，加消导药。如大便久闭不通，四顺清凉饮下之。"

【组成】当归、赤芍、甘草、大黄各3克（如不行，加3克）。

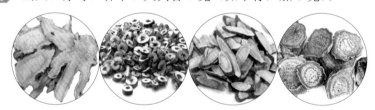

【用法】上用水400毫升，加灯心草20根，煎至240毫升，空腹时服。

【功用】清热解毒，泻火。

【主治】外障大便久闭不通者。

【方义方解】本证属于热毒陷里证，故用当归补血和血、润燥滑肠；赤芍清热凉血、散瘀止痛；甘草补脾益气、清热解毒、调和诸药；大黄泻下攻积、清热泻火、凉血解毒、逐瘀通经；灯心草清心热、引热下行而利水。诸药合用，共起清热解毒泻火之功。

【方论精粹】

　　汪汝麟《证因方论集要》："大黄去胃中之实热。甘草能缓燥急之势。归、芍疏通血脉。此下以存津，苦以宣壅法也。"

太乙膏

【方歌】

> 太乙膏治诸般毒，一切疮伤俱贴之，
> 白芷当归赤芍，元麻桂没柳槐枝，
> 大黄木鳖轻生地，阿魏黄丹乳血余。

【方源】 《医学心悟》卷4："治一切痈疽，不问脓之成否，并宜贴之。"

【组成】 元参、白芷、当归、肉桂、赤芍、大黄、生地黄、土木鳖各60克，阿魏9克，轻粉12克，柳枝、槐枝各100段，血余炭30克，黄丹1200克，乳香、没药各15克，麻油2500克。

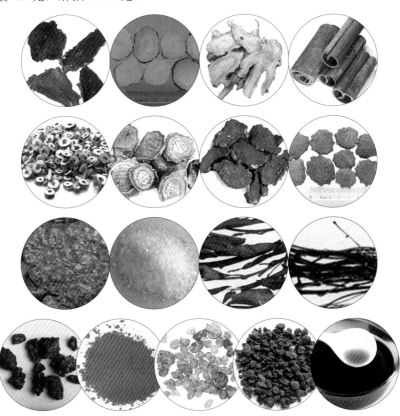

【用法】 隔火炖烊，摊于纸上，随疮口大小敷贴患处。

【功用】 消肿清火，解毒生肌。

【主治】 适用于一切疮疡已溃或未溃者。

【方义方解】 本证属于湿热郁结之痈疽证，故用铅丹为辛寒之品，功专拔毒止痒、收敛生肌；轻粉、大黄、生地黄、玄参、赤芍清热凉血，化瘀解毒，用治瘀热之壅；白芷、肉桂、乳香、没药活血祛瘀，排脓止痛；土木鳖、柳槐枝、当归、阿魏通经活络，散结消肿，以治湿毒之结；血余炭以增收敛生肌之力。诸药合用，共起清热解毒、化瘀生肌之功。

【运用】

1. **辨证要点** 湿热郁结而致气血壅滞不通未溃或已溃的痈肿疮疡、疔毒流注、疥疮、湿疹等局部红肿热痛或瘙痒不止，或肿势高凸，中有脓头，或有波动感，伴有恶寒发热，口渴，舌白或黄，脉弦数等病症。同时，兼治溃脓后，疮面肉色灰白，流溢秽臭脓水，新肉不生，经久不愈之慢性病证。

2. **现代运用** 用于治疗急慢性皮肤化脓性感染、毛囊炎、疖、蜂窝组织炎、淋巴结炎、急性乳腺炎、多发性脓肿、湿疹、疥疮感染等多种皮肤感染性疾病。

肉 桂

药 材 档 案

【别名】玉桂、牡桂、菌桂、筒桂、大桂、辣桂。

【来源】本品为樟科植物肉桂的干燥树皮。

【性味归经】辛、甘，大热。归肾、脾、心、肝经。

【功能主治】补火助阳，引火归原，散寒止痛，温通经脉。用于阳痿宫冷，腰膝冷痛，肾虚作喘，虚阳上浮，眩晕目赤，心腹冷痛，虚寒吐泻，寒疝腹痛，痛经经闭。

【用量用法】内服：1～5克，煎服，宜后下或焗服；研末冲服，每次1～2克。

【注意事项】有出血倾向者及孕妇慎用；不宜与赤石脂同用。

五皮饮

【方歌】

> 五皮饮用五般皮，陈茯姜桑大腹奇，
> 或用五加易桑白，脾虚肤胀此方司。

【方源】 《医学心悟》卷3："治胃经聚水，乃通用之剂，华佗《中藏经》之方也。累用累验。"

【组成】 大腹皮（黑豆汁洗）、茯苓皮、陈皮、桑白皮各4.5克，生姜皮2.4克。

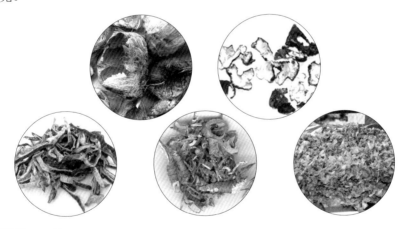

【用法】 水煎服。

【功用】 行气化湿，利水消肿。

【主治】 头面四肢水肿，小便不利，心腹胀满，上气喘促，以及妊娠水肿等症。

【方义方解】 《内经》说，诸湿肿满，皆属于脾。方中以陈皮芳香化湿、理气和中、醒脾，为主药；茯苓皮淡渗利湿，健脾调中为辅药。桑白皮泻肺行水，以治水之上源，通调水道下输膀胱；大腹皮行气消胀，气行则水行，共为佐药。生姜皮辛散，通行全身而散水气，为使药。水湿得利，水肿自消。本方主治皮水，故全方药物皆用皮，寓有以皮走皮之意。药品用量较轻，所治的水证也较轻，临症时可酌情进行加减。

君	陈皮	行气消胀，利水化浊	五药合用，共收健脾理气、利水消肿之功
臣	茯苓皮	健脾利湿	
佐	桑白皮	肃肺降气，通调水道	
	大腹皮	行气消胀	
使	姜皮	辛散水饮	

【运用】

1. **现代运用**　常用于各种原因引起的水肿，但以急性肾炎水肿、妊娠水肿、经期水肿以及腹水等较为多用。

2. **注意事项**　忌生冷油腻食物。

【方论精粹】

1. 汪昂《汤头歌诀》："脾不能为胃行其津液，故水肿。半身以上，宜汗；半身以下，宜利小便。此为于泻水之中，仍寓调补之意。皆用皮者，水溢皮肤，以皮行皮也。"

2. 汪汝麟《证因方论集要》："仲圣云：'腰以上肿宜发汗'，加紫苏、秦艽、荆芥、防风；'腰以下肿宜利小便'，加赤小豆、赤茯苓、泽泻、车前子、萆薢、防己。若大便不通宜下之，加大黄、葶苈。腹中胀满，加莱菔子、厚朴、陈皮、麦芽、山楂。体虚者，加人参、茯苓。审是阴水，加附子、干姜、肉桂。审是阳水，加连翘、黄柏、黄芩。挟痰者，加半夏、生姜。既消之后，宜用理中汤健脾实胃，或以金匮肾气丸温暖命门。此足太阳、太阴药也。大腹下气行水。茯苓渗湿健脾。陈皮和中利气。桑皮清肺消肿。生姜辛散助阳。于散泻之中，犹寓调补之意。皆用皮者，水溢皮肤，以皮行皮也。"

五痿汤

【方歌】

> 医学心悟五痿汤，参苓术草归母裹，
> 麦冬黄柏薏苡仁，补益心脾天地长。

【方源】 《医学心悟》卷3："治五脏痿，肺气热则皮毛先痿而为肺鸣。心气热则脉痿筋纵，胫纵不任地。肝气热则筋痿，口苦而痉挛。脾气热则肉痿，肌肤不仁。肾气热则骨痿，腰脊不举方。"

【组成】 人参、白术、茯苓各3克，甘草（炙）1.2克，当归4.5克，薏苡仁9克，麦冬6克，黄柏、知母各1.5克。

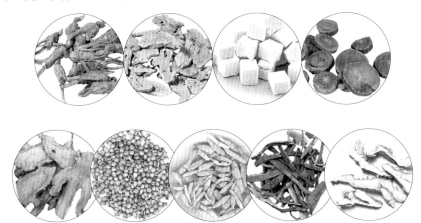

【用法】 水煎，分二次服。

【功用】 清热利湿，健脾益气，滋肾降火。

【主治】 五脏痿证。

【方义方解】 治痿之法不外补中祛湿，养阴清热而已。人参、白术、炙甘草，以补中；当归、麦冬以养阴；茯苓、薏苡仁以祛湿；黄柏、知母以清热。

【运用】

1. **加减变化**　心气热，加黄连 1 克，丹参、生地黄各 3 克；肝气热，加黄芩、牡丹皮、牛膝各 3 克；脾气热，加连翘 3 克，生地黄 4.5 克；肾气热，加生地黄、牛膝、石斛各 4.5 克；肺气热，加天冬、百合各 6 克；挟痰加川贝母、竹沥；湿痰加半夏曲；瘀血加桃仁、红花。

2. **注意事项**　忌生冷油腻食物。

【方论精粹】

汪汝麟《证因方论集要》："经云：'五脏因肺热叶焦，发为痿躄。'肺气热则皮毛先痿，而为肺鸣。心气热则脉痿，胫纵不任地。肝气热则筋痿，口苦而痉挛。脾气热则肉痿，肌肤不仁。肾气热则骨痿，腰脊不举。治痿之法，不外补中祛湿，养阴清热而已。人参、白术、炙草以补中。当归、麦冬以养阴。茯苓、薏米以祛湿。黄柏、知母以清热。"

【方名释义】　痿证是由于肺热叶焦、湿热伤筋、肝肾亏损等所致之肢体痿废的一类病证。根据病因脉、筋、肉、骨、皮毛"五痿"，由五脏之热所引起。本方灵活化裁，通治五痿之证，故名曰"五痿汤"。

五味异功散

【方歌】

> 苓术参甘四味同，方名君子取谦冲，
> 增来陈夏痰涎涤，再入香砂痞满通。
> 水谷精微阴以化，阳和布护气斯充，
> 若删半夏六君内，钱氏书中有异功。

【方源】 《医学心悟》卷3："止咳嗽为主。余见虚损之成，多由于吐血。吐血之因，多由于咳嗽，咳嗽之原，多起于风寒。仲景云：'咳而喘息有音，甚则吐血者，用麻黄汤。东垣师其意，改用人参麻黄芍药汤。可见咳嗽吐红之症，多由于外感者，不可不察也。余治外感咳嗽，用止嗽散加荆、防、苏梗以散之。散后肺虚，即用五味异功散，补脾土以生肺金。'"

【组成】 人参切去顶、茯苓去皮、白术、陈皮锉、甘草各等份。

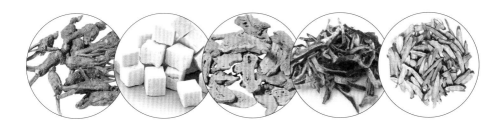

【用法】 上药均研细末，为散剂。每服6～9克，加生姜5片、大枣2枚，水煎服。也可改用饮片水煎服，各药用量按汤剂常规剂量酌减。

【功用】 益气健脾和胃。

【主治】 脾胃虚弱，气滞不畅，食欲不振，胸脘痞闷不舒，大便溏薄，消化不良或呕吐泄泻。

【方义方解】 方中人参甘温大补元气，健脾养胃，为主药；白术健脾燥湿，陈皮行气健脾，使中焦气滞得除，二药合人参以益气行气健脾为辅药；茯苓甘淡渗湿益脾为佐；甘草甘温调中，为使药。全方配伍，达健脾益气、理气中胃之功。

君	人参	甘温，益气补中
臣	白术	白术健脾燥湿，陈皮行气健脾，使中焦气滞得除，
	陈皮	二药合人参以益气行气健脾
佐	茯苓	渗湿健脾
使	甘草	甘缓和中

【运用】

1. **辨证要点**　主要用于治疗脾胃虚弱，运化乏力，气滞不畅。临床应用以气虚乏力、胸脘痞闷、纳呆为其辨证要点。

2. **加减变化**　如见湿盛，可去人参、白术，加苍术、半夏、薏苡仁；脾胃虚寒，加制附片、干姜、荜茇；气滞较甚，加木香、枳壳等。

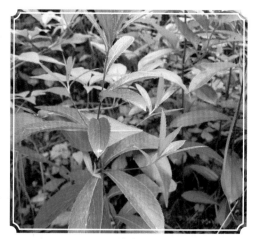

苍术

3. **现代运用**　常用以治疗小儿脾胃虚弱引起的消化不良、纳呆、泄泻、慢性胃炎；又有用以治疗上消化道出血、脱发、带下、呕吐等病症。

【方论精粹】

徐大椿《医略六书》："人参扶元气以补肺，白术燥湿气以健脾，茯苓渗湿清治节，橘红利气化痰涎，炙甘草以益胃气，姜汤煎服，使脾气鼓运，则痰涎自化而肺络清和。"

海藏紫菀散

【方源】《医学心悟》卷3："润肺止嗽，并治肺痿。"

【组成】 人参1.5克，紫菀、知母（蒸）、贝母（去心）、桔梗、茯苓、真阿胶（蛤粉炒成珠）各3克，五味子、炙甘草各0.9克。

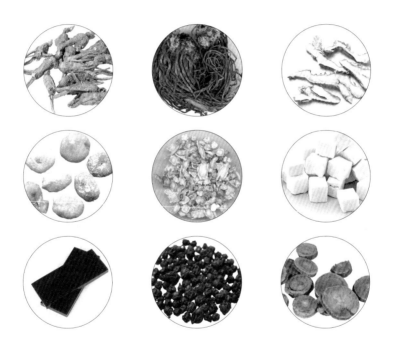

【用法】 水煎服。

【功用】 润肺止嗽。

【主治】 肺痿咳嗽、肺痿。

【方义方解】 本方用紫菀为主药，辛散苦泄，化痰之力较强；辅以贝母、桔梗润肺化痰，茯苓健脾渗湿，助紫菀以化浊痰；人参、甘草补养肺气，知母坚阴清热，阿胶润养肺阴、补血止血，五味子敛肺气而止咳逆；合而成为止咳消痰下气及养阴散热之方。

黄矾散

【方源】《医学心悟》卷3："治音哑。"

【组成】 白蜜 500 克,川贝母(去心,为末)30 克,款冬花(去梗为末)60 克,核桃肉(去衣研烂)360 克。

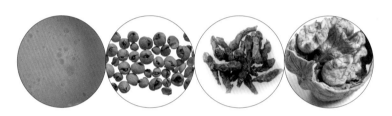

【用法】 上将川贝母、款冬为末,4 味和匀,饭上蒸熟。开水送服。

【功用】 补益肺肾,化痰清音。

【主治】 音哑。

【方义方解】 方中白蜜润肺,胡桃肉补肾益肾,款冬花、川贝母化痰清音。

款冬花
药材档案

【别名】冬花、款花、艾冬花、看灯花、九九花。

【来源】本品为菊科多年生草本植物款冬的干燥花蕾。

【性味归经】辛、微苦,温。归肺经。

【功能主治】润肺下气,止咳化痰。用于新久咳嗽,喘咳痰多,劳嗽咳血。

【用量用法】内服:5 ~ 10 克,煎服(也可烧烟吸之)。外感暴咳宜生用,内伤久咳宜炙用。

【注意事项】大便溏泄者不宜用。

白矾散

【方源】《医学心悟》卷 4："更有鼻生息肉，名曰鼻痔，臭不可近，痛不可摇，宜用白矾散少许，点之，顷刻化水而消。"

【组成】 白矾（煅枯）6 克，硇砂 1.5 克。

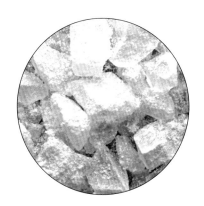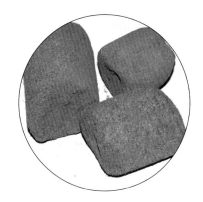

【用法】 共为细末。每用少许，点鼻痔上，即消。

【功用】 清热解毒，燥湿止痒。

【主治】 鼻痔。

【方义方解】 本证属于鼻痔证，故用白矾祛湿解毒，硇砂散瘀消肿，二药合用，共起清热解毒、燥湿止痒之功。

• 中医辞典——鼻痔 •

初生形如石榴子，渐大下垂，色紫微硬，撑塞鼻孔，碍人气息难通。《医宗金鉴·外科心法要诀·鼻部》："鼻痔初起榴子形，久垂紫硬碍气通，肺经风湿热瘀滞，内服辛夷外点平。"

田螺水

【方歌】

> 田螺水点痔疮效,冰片装入田螺窍,
> 少时化水取点疮,止痛消肿有奇妙。

【方源】 《医学心悟》卷5:"法用大田螺一个,以冰片掺厣中,仰放盏内,少顷水流出,取搽痔疮上,其肿立消。"

【组成】 大田螺1个。

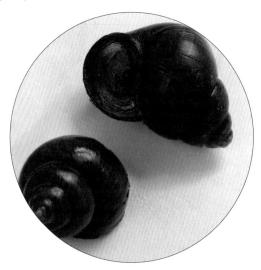

【用法】 用冰片5厘研末,以针挑起螺盖,将冰片入内,平放片时,待螺渗出浆水。用鸡毛蘸搽患处,勤勤扫之。其肿痛自然消散。

【功用】 清热利水,除湿解毒。

【主治】 痔疮坚硬作痛及脱肛肿泛不收者。

【方义方解】 本证属于痔疮湿热下注证,故用田螺水外用,起清热利水、除湿解毒之功。

化虫丸

【方源】 《医学心悟》卷3："治虫啮心痛。"

【组成】 芜荑（去梗）、白雷丸各15克，槟榔7.5克，雄黄4.5克，木香、白术、陈皮各9克，神曲（炒）12克。

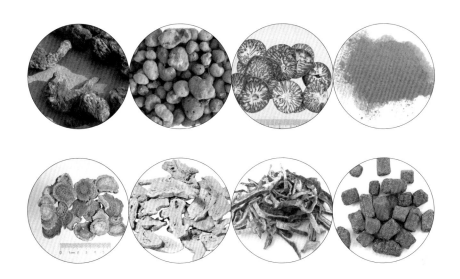

【用法】 以百部60克，熬膏糊为丸，如梧桐子大。每服4.5克，米饮送下。

【功用】 理气消积杀虫。

【主治】 虫啮心痛。

【方义方解】 本证属于虫啮心痛证。故用槟榔能杀绦虫、姜片虫；芜荑、白雷丸、雄黄具杀虫之效；木香下气除胀；白术、陈皮、神曲消食化积，助脾之运。诸药合用，共起理气消积杀虫之功。

【运用】

1. **辨证要点** 临床以虫啮心痛、唇内起白点、其人日渐消瘦为辨证要点。

2. **现代运用** 常用于胆道蛔虫症、滴虫性阴道炎。

神术散

【方歌】

> 神术散由平胃扩，苍陈朴草砂仁藿，
> 主治食厌脘痞满，消食和中化湿浊。

【方源】 《医学心悟》卷3："此药能治时行不正之气，发热头痛，伤食停饮，胸满腹痛，呕吐泻痢，并能解秽驱邪，除山岚瘴气、鬼疟尸注、中食、中恶诸症，其效至速。予尝合此普送，药到病除。"

【组成】 苍术（陈土炒）、陈皮、厚朴（姜汁炒）各1000克，甘草（炙）360克，藿香250克，砂仁120克。

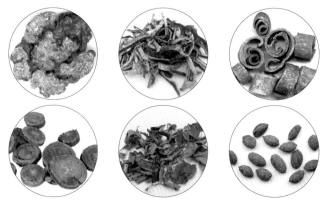

【用法】 共为末。每服6～9克，开水调下。其效至速。

【功用】 解表燥湿，辟秽化浊。

【主治】 时行不正之气，发热头痛，伤食停饮，胸满腹痛，呕吐泻痢。

【方义方解】 本证属于时行不正之气从口鼻而入，传入阳明胃经，邪正交争，才见到上述证候。故用苍术升阳发散，燥湿解郁，辟除秽浊恶气；厚朴燥湿畅腑；陈皮理气调胃；甘草和中解肌；再加上藿香、砂仁的芳香通窍，解表化湿，于是诸症都能清除。

柳花散

【方源】 《医学心悟》卷 5:"治喉疮,并口舌生疮、走马牙疳、咽喉肿痛诸症。"

【组成】 真青黛、蒲黄(炒)、黄柏(炒)、人中白各 30 克,冰片 1.5 克,硼砂 15 克。

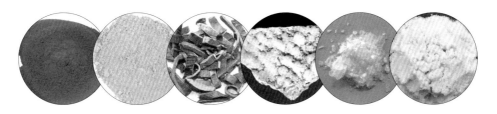

【用法】 共为细末。吹喉极效。

【功用】 清热解毒,凉血散瘀,祛腐止痛。

【主治】 喉疮、喉痹。

【方义方解】 青黛咸寒,清热、凉血、解毒;蒲黄甘辛,凉血止血、活血消瘀;黄柏苦寒,清热、燥湿、泻火、解毒;人中白咸寒,清热、降火消瘀。四药合用以清热解毒、降火消瘀。配以冰片散邪止痛,硼砂防腐解毒。

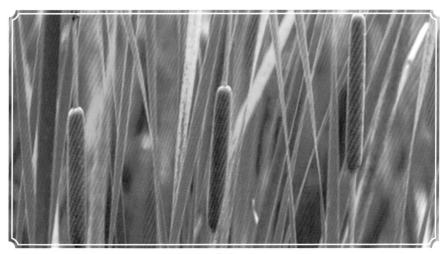

蒲黄

香附饼

【方源】《医学心悟》卷 5："敷乳痈，实时消散，一切痈肿皆可敷。"

【组成】香附（细末，净）30 克，麝香 0.6 克。

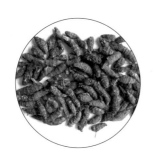 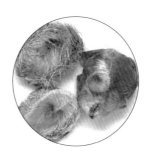

【用法】上二味，研匀，以蒲公英 60 克，煎酒，去渣，以酒调药，顿热，敷患处。

【功用】散瘀消痈。

【主治】乳痈，乳岩。

【方义方解】香附辛行苦泄，为血中之气药也，入肝、三焦经，疏肝理气，解郁止痛；麝香味辛温，入心、肝经，通络散瘀；二味同用，以疏肝散郁，通乳消肿。蒲公英味苦，甘，寒，归肝、胃经，清热解毒，消肿散结，为治疗乳痈之要药，与上二味相合，借热酒之势，加强了清热毒、通郁滞之效。

• 中医辞典——乳痈 •

乳痈是以乳房红肿疼痛、乳汁排出不畅，以致结脓成痈的急性化脓性病证。多发于产后哺乳的产妇，尤其是初产妇更为多见。俗称奶疮。根据发病时期的不同，又有几种名称：发生于哺乳期者，称外吹乳痈；发生于怀孕期者，名内吹乳痈；在非哺乳期和非怀孕期发生者，名非哺乳期乳痈。现代医学之急性化脓性乳腺炎属于乳痈范畴。

追虫丸

【方源】 《医学心悟》卷 4 ："虫之名有九，而犹不足以尽其状也，然总不外乎湿热所生。凡物湿蒸热郁，则生虫矣。书云:虫长尺许,则能杀人。虫痛贯心,伤人甚速,宜急治之,追虫丸主之。"

【组成】 大黄（酒拌，3 蒸 3 晒）、槟榔、芜荑（去梗）、白雷丸各 30 克,白术（陈土炒）、陈皮各 21 克,木香、神曲（炒）各 15 克,枳实（面炒）10.5 克。

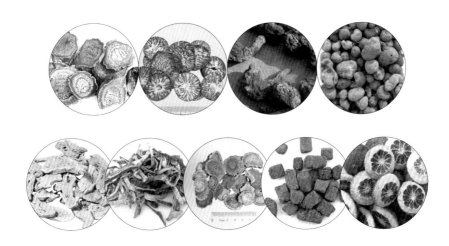

【用法】 上为末，用苦楝根皮、猪牙皂角各 60 克,浓煎汁 1 碗,和前药为丸，如梧桐子大。每服 50 丸，空服砂糖水送下。若大便不实者,本方内除大黄。

【功用】 清热利湿驱虫。

【主治】 湿热虫痛，贯心伤人。

【方义方解】 白术、陈皮、神曲、枳实消食化积，助脾之运；木香、槟榔通腑行气；大黄以清湿热；槟榔、芜荑、白雷丸皆杀虫之品。

茵陈术附汤

【方歌】

> 茵陈术附寒湿伤，乃是四逆巧梳妆，
> 肉桂加之热更壮，此治阴黄不粗伦。

【方源】 《医学心悟》卷2："阴黄之症，身冷，脉沉细，乃太阴经中寒湿，身如熏黄，不若阳黄之明如橘子色也。当问其小便利与不利，小便不利，宜本方；小便自利，茵陈术附汤主之。"

【组成】 茵陈、甘草（炙）各3克，白术6克，附子、干姜各1.5克，肉桂（去皮）0.9克。

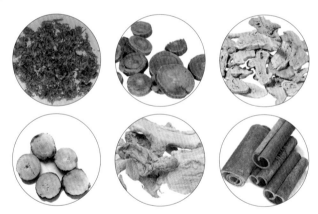

【用法】 水煎服。

【功用】 稳中健脾，化湿退黄。

【主治】 阴黄身冷，脉沉细，身如熏黄，小便自利者。

【方义方解】 本病多由寒湿阻滞脾胃，脾不运化，阳气不宣，胆汁外泄，又因寒湿为阴邪，故色黄晦暗。方中茵陈、附子、肉桂温化寒湿退黄；白术、干姜、甘草温中健脾。诸药配伍共奏温中健脾、化湿退黄之功。

秦艽天麻汤

【方源】 《医学心悟》卷 3："肩背痛，古方主以茯苓丸，谓痰饮为患也，而亦有不尽然者。凡背痛多属于风，胸痛多属于气，气滞则痰凝，脏腑之病也。背为诸腧之所伏，凡风邪袭人，必从入，经络之病也间有胸痛连背者，气闭其经也。亦有背痛连胸者，风鼓其气也。治胸痛者，理痰气；治背痛者，祛风邪，此一定之理。理痰气，宜用木香调气散，并前丸。祛风邪，宜用秦艽天麻汤。挟寒者，加桂、附。挟虚者，以补中益气加秦艽、天麻主之。如或风邪痰气，互相鼓煽，痰饮随风走入经络，而肩臂肿痛，则煎、丸二方，须酌量合用，治无不效矣。"

【组成】 秦艽 10 ～ 15 克，天麻、羌活、陈皮、当归、川芎各 10 克，炙甘草 5 克，桑枝 10 ～ 30 克，生姜 3 片。

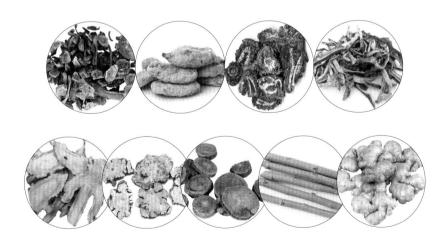

【用法】 水煎服。

【功用】 扶正祛邪，通痹止痛。

【主治】 肩背臂膊痛。

【方义方解】 肩背臂膊痛的发病以体虚为本，风寒湿邪侵袭为标，且病程缠绵，易于复发。本方以当归养血和营，兼顾正气；其余各味药祛风化湿，通痹止痛。使邪气难复，故治之有效。

【运用】

1. **加减变化** 挟寒者加制附片6克、桂枝10克；气虚加党参15克、炙黄芪15克；症状随天气变化者，加雷公藤10克；有外伤史者酌加红花5克。

2. **注意事项** 本方孕妇忌用。

【方论精粹】

汪汝麟《证因方论集要》："风邪走入经络，秦艽、羌活祛风，天麻定风，归、芎养血，陈皮利气，甘草散结，桑枝通关节，生姜辟寒邪。"

秦 艽
药 材 档 案

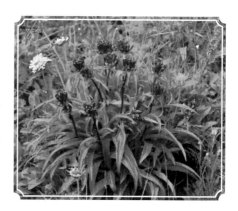

【别名】秦胶、大艽、左扭、左秦艽、西秦艽、萝卜艽。

【来源】本品为龙胆科多年生草本植物秦艽、麻花秦艽、粗茎秦艽，或小秦艽的根。前三种按性状不同分别习称"秦艽"和"麻花艽"，后一种习称"小秦艽"。

【性味归经】辛、苦，平。归胃、肝、胆经。

【功能主治】祛风湿，清湿热，止痹痛，退虚热。用于风湿痹痛，中风半身不遂，筋脉拘挛，骨节酸痛，湿热黄疸，骨蒸潮热，小儿疳积发热。

【用量用法】内服：3 ~ 10克，煎服，大剂量可用至30克。

【注意事项】久痛虚羸、溲多、便滑者忌服。

菊花甘草汤

【方源】 《医学心悟》附录："疗疮初起如芥，形如粉刺，或小泡坚硬如疗，故名曰疗。大抵肉色红肿，根脚不散者吉；若平塌漫肿，四围灰白者凶。其状不一，其色不同，有红、紫、黄、白、黑之五种，以应五脏。若生两足多有红丝至脐，生两手多有红丝至心，生面唇多有红丝入喉，俱难治。速宜针红丝出血，多有生者。若患于肢末之处，毒愈凝滞，药难导达。艾灸之功为大，内服菊花甘草汤至效。如妄用疏利之剂，耗损真气，不唯无以去毒，而害反随之矣。"

【组成】 白菊花、甘草各 120 克。

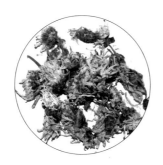 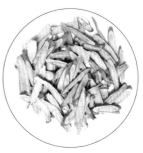

【用法】 水煎服，滓再煎服。重者不过二剂即消。

【功用】 清热解毒，消肿止痛。

【主治】 疗疮。

【方义方解】 方中白菊花味甘苦，性微寒，能疏散风热、清热解毒；甘草味甘性凉，长于泻火，能消痈肿、解咽痛，除胃积热。两味合用，具有较好的清胃泻火、消肿止痛作用。

—— · 中医辞典——疗疮 · ——

疗疮是好发于颜面和手足部的外科疾患。本病开始有粟米样小脓头，发病迅速，根深坚硬如钉为特征。因发病部位和形状不同，而有"人中疔""虎口疔""红丝疔"等名称。现代医学的"疖"属本病范畴。疔疮初起切忌挤压、挑刺，患部不宜针刺，红肿发硬时忌手术切开，以免引起感染扩散。疔疮走黄症情凶险，须及时抢救，疔疮如已成脓，应施行外科处理。

甘 草

药 材 档 案

【别名】美草、密甘、密草、国老、粉草、甜根子、甜草根、粉甘草、红甘草。

【来源】本品为豆科植物甘草、胀果甘草或光果甘草的干燥根及根茎。

【性味归经】甘，平。归心、肺、脾、胃经。

【功能主治】补脾益气，清热解毒，祛痰止咳，缓急止痛，调和诸药。用于脾胃虚弱，倦怠乏力，心悸气短，咳嗽痰多，脘腹、四肢挛急疼痛，痈肿疮毒，缓解药物毒性、烈性。

【用量用法】内服：2～10克，煎服。

【注意事项】不宜与海藻、京大戟、红大戟、甘遂、芫花同用。

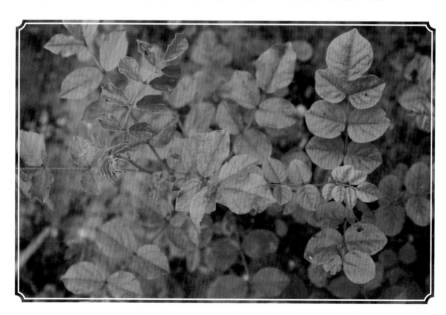

推气散

【方源】《医学心悟》卷3："推气散治右胁痛。"

【组成】 枳壳3克，郁金3克，桂心、甘草（炙）各1.5克，桔梗、陈皮各2.4克，姜2片，枣2枚。

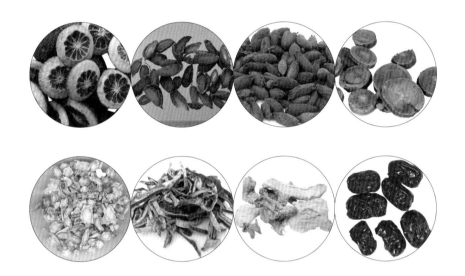

【用法】 水煎散。

【功用】 疏肝理气，活血止痛。

【主治】 右胁痛。

【方义方解】 方中枳壳、桔梗、陈皮调畅气机，解郁止痛；郁金辛苦，活血化瘀，通经止痛；二者配合桂心有通利经脉、开郁止痛之功。甘草和中，姜、枣和营卫。

【方论精粹】

汪汝麟《证因方论集要》："郁金辛苦，以散肝郁；肉桂辛甘，以疗胁疼；枳壳宽膈；桔梗开提气血；陈皮、甘草和中；姜、枣和营卫。"

银花甘草汤

【方源】《医学心悟》附录："治肿毒初起时，皆可立消，内服此药，外敷远志膏，一切恶毒，无不消散。但宜早服为妙，倘疮已成脓，无从消散也，必须外溃。"

【组成】金银花60克，甘草6克。

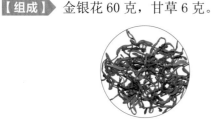 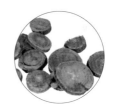

【用法】水煎，清酒冲服。

【功用】清热解毒，消肿止痛。

【主治】肿毒初起。

【方义方解】金银花具有清热解毒、退风热、除浊之功，甘草具有清热解毒、甘缓调中之效。二药合用，共具清热解毒、消肿止痛之功效。

【运用】

1. **辨证要点** 本方以易惊多梦、心悸气短、失眠健忘、舌质淡、脉细弱为辨证要点。

2. **加减变化** 本方药简力弱，如症势较重，须酌情加味应用。临床如见疮疡初起、身有寒热，可加荆芥、防风、连翘、牛蒡子；发热较甚，加黄芩、山栀；红肿明显，加赤芍、牡丹皮；疼痛较剧，加乳香、没药；大便秘结，加大黄。

3. **现代运用** 常用于治疗多种感染性疾病，如多发性疖肿、蜂窝组织炎等。

4. **注意事项** 以症状较轻之阳性疮疡、热疖、疔疮及疮疡而引起局部红肿热痛之症，为其辨证要点。

【附方】

①金银花酒（《医方集解》），即本方水煎取汁，再加酒略煎而成；功效、

主治与本方同。

②金银花散（《外科精义》），用金银花120克，甘草30克，为粗末，水酒各半煎服而成；功能清热解毒；主治发背恶疮。

③消炎解毒丸（《古今医鉴》），即本方加连翘、防风组成；功能清热解毒；主治疮疡疔肿，乳痈肿痛。

金银花

药材档案

【别名】忍冬、银藤、金银藤、子风藤、鸳鸯藤、二色花藤。

【来源】本品为忍冬科多年生常绿缠绕性木质藤本植物忍冬、红腺忍冬、山银花或毛花柱忍冬的干燥花蕾或带初开的花。

【性味归经】甘，寒。归肺、心、胃经。

【功能主治】清热解毒，疏散风热，凉血止血。用于痈肿疔疮，喉痹，丹毒，热毒血痢，风热感冒，温病发热。

【用量用法】内服：6～12克，煎服。外用：适量。清热解毒宜生用，凉血止痢宜炒炭用。

【注意事项】脾胃虚寒及气虚疮疡脓清者忌用。

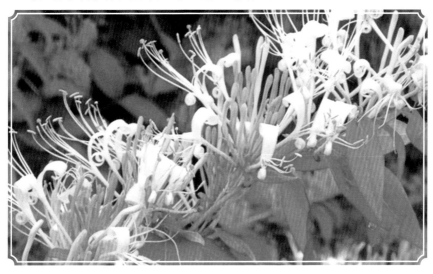

橘核丸

【方源】《医学心悟》卷 3："橘核丸通治七疝。"

【组成】 橘核（盐酒炒）60 克，小茴香、川楝子（煨，去肉）、桃仁（去皮尖及双仁者，炒）、香附（醋炒）、山楂子（炒）各 30 克，广木香、红花各 15 克。

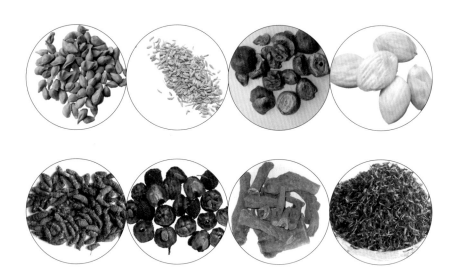

【用法】 以神曲 90 克，打糊为丸。每服 9 克。冲疝，用白茯苓 3 克，松子仁 9 克，煎汤送下；狐疝，用当归 6 克，牛膝 4.5 克，煎汤送下；癫疝，用白茯苓、陈皮、赤茯苓 3 克，煎汤送下；厥疝，治同冲疝；瘕疝，用丹参、白茯苓各 4.5 克，煎汤送下；癀疝，本方内加五灵脂 1 两，赤芍（酒炒）45 克，服时用牛膝 4.5 克，当归 9 克，煎汤送下；癀癃疝，治法同上。若寒气深重，加吴茱萸、肉桂心各 15 克，甚则加附子 1 枚；若表寒束其内热，腹痛热辣，或流白浊者，加栀子 15 克、川萆薢 30 克、吴茱萸 9 克（汤泡 7 次）。

【功用】 行气活血，软坚散结。

【主治】 七疝。

【方义方解】 方中橘核苦辛性平，入肝行气，散结止痛，为治疝气之要药，为君；木香、川楝子入厥阴气分行气而止痛，桃仁入厥阴血分活血散结以消肿，同为臣药；小茴香温肝肾以散寒邪，香附疏肝理气，山楂子散结，红花活血通经，散瘀止痛，均为佐使。诸药合用，可直达厥阴肝经。

【方论精粹】

汪汝麟《证因方论集要》："此足厥阴药也。疝病由于寒湿，或在气，或在血，症虽见乎肾，病实本乎肝。橘核、木香能入厥阴气分而行气。桃仁、红花能入厥阴血分而活血。川楝子能入肝舒筋，使无挛急之苦，又能导小肠膀胱之热，从小水下行，为治疝之主药。小茴香能入肾与膀胱，暖丹田而祛冷气。山楂散瘀而磨积。香附下气而解郁。"

橘 核
药材档案

【来源】本品为芸香科植物橘及其栽培变种的干燥成熟种子。

【采收加工】果实成熟后收集，洗净，晒干。

【性味归经】苦，平。归肝、肾经。

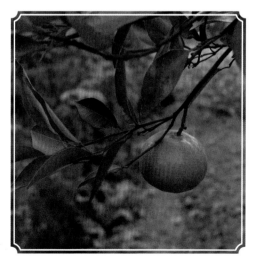

【功能主治】理气，散结，止痛。用于疝气疼痛，睾丸肿痛，乳痈乳癖。

【用量用法】内服：3～9克，煎服。

附方——橘核丸

【方源】 《医学心悟》卷3："橘核丸通治症瘕、疝癖、小肠、膀胱等气。"

【组成】 橘核（盐酒炒）60克，川楝子（煨，去肉）、山楂子（炒）、香附（姜汁浸，炒）各45克，荔枝核（煨，研）、小茴香（微炒）各30克，神曲120克。

【用法】 上药研末，煮糊为丸，如梧桐子大。每服9克，淡盐水下。

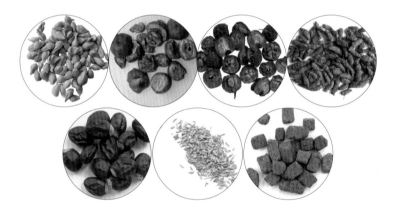

【主治】 癥瘕疝癖，小肠膀胱等气。

【加减】 寒甚，加附子15克，肉桂9克，当归30克；有热，加栀子21克；疝气症，寒热不调者，加黑栀、吴茱萸，入丸中更佳；若胞痹小便不利，去小茴香，加茯苓、车前子、丹参、黑山栀。

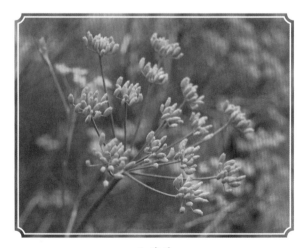

小茴香

麝香散

【方源】 《医学心悟》卷 4：“治喉瘤。生于喉旁，形如圆眼，裹有血丝。”

【组成】 真麝香 6 克，冰片 0.9 克，黄连 3 克。

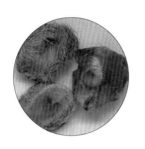 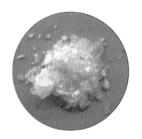 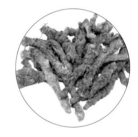

【用法】 上药共研为末。一日夜吹 5～6 次。

【功用】 补心益志，镇惊安神。

【主治】 喉瘤。

【方义方解】 麝香辛香窜散，具散热结、开窍活血消肿之功；冰片气香寒苦，具泻火毒、散热消肿、去腐生肌之力；黄连清热止痛，泻火解毒。三药共奏清肺经蕴热、活血消肿止痛之功。

────• 中医辞典──喉瘤 •────

系指咽喉一侧或两侧生瘤肿起，形如龙眼，顶大蒂小的病证。本病病因多由肺经蕴热或肝经郁结所致。属于前者宜清肺祛痰散结，用益气清金汤加减。属于后者宜疏肝解郁，活血祛瘀，方用逍遥散加减。也可外吹碧玉散或用烙法、手术等。

诸葛武侯平安散

【方源】 《医学心悟》卷3："伤暑霍乱，四味香薷饮解之，更有干霍乱症，欲吐不得吐，欲泻不能泻，变在须臾，俗名搅肠痧是也。更有遍体紫黑者，名曰乌痧胀，急用烧盐，和阴阳水吐之。或用四陈汤服之，外用武侯平安散，点左右大眼角，其人即苏。"

【组成】 朱砂6克，麝香、冰片各0.15克，明雄黄、硼砂各1.5克，硝石0.3克。

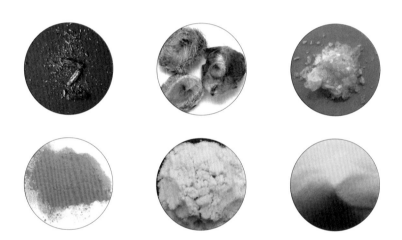

【用法】 上研极细末，用小瓷罐收贮。每用清水，以骨簪点2～3滴在大眼角内，如点眼药法。

【功用】 开窍醒神，辟秽化浊。

【主治】 干霍乱，欲吐不得，欲泻不能，变在须臾，名搅肠痧；或遍体紫黑，名乌痧胀。

【方义方解】 朱砂清心镇惊，安神定志；麝香辛温，开窍通闭，辟秽化浊；冰片与麝香相须为用，共行开窍醒神之功。雄黄、硼砂、硝石清热解毒杀虫。

干霍乱俗称搅肠痧、斑痧、乌痧胀。突然腹中绞痛，吐泻不得。多因冷气搏于肠胃，或邪恶污秽之气郁于胸腹，闭塞经隧，气滞血凝，中气拂乱所致。《诸病源候论·干霍乱候》："干霍乱者，是冷气搏于肠胃，致饮食不消，但腹满烦乱、绞痛、短气，其肠胃先挟实，故不吐利。"《杂病源流犀烛·霍乱源流》："干霍乱，即俗云搅肠痧，亦由胃气虚，猝中天地邪恶污秽之气，郁于胸腹间，上不得吐，下不得泻，以致肠胃绞痛异常，胸腹骤胀，遍体紫黑。"《医宗己任篇·霍乱》："有干霍乱者，俗名斑痧，又名搅肠痧。吐泻不见，面色青冷，腹中绞痛，乃阴阳错乱最恶之候而最易治。急刺委中出血，明矾末调饮探吐，或用菜油探吐，兼用碗刮背上，用苎麻根蘸清菜油，刮拭命门穴、督脉后顶、天庭等处，后服砂仁细末数口，连嗳数十声即愈。"除内服药物探吐、急刺委中出血外，并可刺十指出血。

麝 香

药 材 档 案

【别名】遗香、脐香、生香、心结香、当门子、麝脐香、四味臭、元寸香。

【来源】本品为鹿科动物林麝、马麝或原成熟雄体香囊中的干燥分泌物。

【性味归经】辛，温。归心、脾经。

【功能主治】开窍醒神，活血通经，消肿止痛。用于热病神昏，中风痰厥，气郁暴厥，中恶昏迷，经闭，癥瘕，难产死胎，胸痹心痛，心腹暴痛，跌仆伤痛，痹痛麻木，痈肿瘰疬，咽喉肿痛。

【用量用法】内服：0.03～0.1克，多入丸散用。外用：适量。

【注意事项】孕妇禁用。

羌活附子散

【方源】《医学心悟》卷3："偏头风者，半边头痛，有风热，有血虚……客寒犯脑者，脑痛连齿，手足厥冷，口鼻气冷，羌活附子汤主之。"

【组成】羌活3克，附子、干姜各1.5克，炙甘草2.4克。

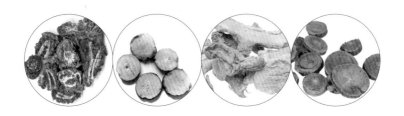

【用法】水煎服。

【功用】温肾散寒，祛风止痛。

【主治】客寒犯脑者，脑痛连齿，手足厥冷，口鼻气冷等症。

【方义方解】本证属于风寒犯脑，肾阳不足之证。故方中用羌活解表散寒，祛风胜湿，善生清阳；附子归少阴经，大辛大热，可回阳救逆，温肾散寒；干姜温中祛寒；炙甘草温中益气，也能制附、姜两药的燥性。诸药合用共奏温肾散寒、祛风止痛之功。

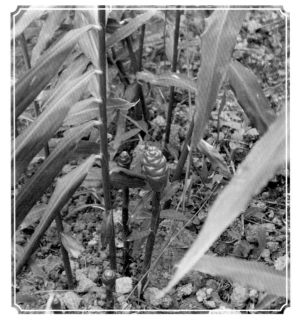

姜

加味升麻汤

【方源】 《医学心悟》卷3："偏头风者，半边头痛，有风热，有血虚……胃火上冲者，脉洪大，口渴饮冷，头筋扛起者，加味升麻汤主之。"

【组成】 升麻、葛根、赤芍、甘草各3克，石膏6克，薄荷0.9克。

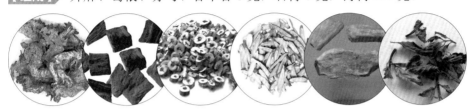

【用法】 加灯心草20节，水煎服。

【功用】 清热疏表，解肌透疹。

【主治】 头痛属胃火上冲者，其脉洪大，口渴饮冷，头筋扛起。

【方义方解】 本方由升麻葛根汤加石膏、薄荷而成，用于治疗阳明热盛的头痛。本证属于胃火上冲、表闭热郁之证，故方中用升麻、葛根辛凉解肌，解毒透疹；芍药和营泄热；石膏解肌清热，除烦止渴，清热解毒，善清肺胃之热；薄荷散热利咽，透疹解毒，疏肝解郁；甘草益气解毒，调和诸药。诸药合用，共奏清热疏表、解肌透疹之功。

君	石膏	善清肺胃之热		
臣	升麻	辛甘性寒，解肌透疹，清热解毒	二药相伍，轻扬升散，可引热邪向外	诸药配伍，共奏清热疏表、解肌止痛之功。
	葛根	辛甘性凉，解肌透疹，生津除热		
佐使	赤芍	味苦性寒而入血分，可解血络热毒		
	薄荷	散热解毒，疏肝解郁		
	甘草	调和药性		

防风散

【方源】《医学心悟》卷3："治破脑伤风。"

【组成】防风、生南星（炮）等份。

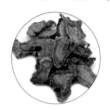 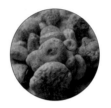

【用法】上为末。每服6克，童便冲酒调服。

【功用】祛风化痰，活血止痉。

【主治】破脑伤风。

【方义方解】本证属于痰血互结的动风证，故方中用防风味辛、甘，性微温，入膀胱、肝、脾经，功能解表祛风，胜湿止痛，止痉；生南星苦辛，温，入肺、肝、脾经，燥湿化痰，祛风定惊，消肿散结；童便滋阴降火，活血化瘀，为血证要药。诸药合用共奏祛风化痰、活血止痉之功。

防 风

药材档案

【别名】屏风、铜芸、百种、回云、百枝、回草、风肉。

【来源】本品为伞形科植物防风的干燥根。

【性味归经】辛、甘，微温。归膀胱、肝、脾经。

【功能主治】祛风解表，胜湿止痛，止痉。用于感冒头痛，风湿痹痛，风疹瘙痒，破伤风。

【用量用法】内服：5～10克，煎服。

【注意事项】血虚发痉及阴虚火旺者禁服。

虎骨胶丸

【方源】 《医学心悟》卷 3 : "治鹤膝风, 并治瘫痪诸症。"

【组成】 虎骨 (国家严禁入药, 又白狗骨代) 1000 克, 大熟地黄 120 克, 当归 90 克, 牛膝、山药、茯苓、杜仲、枸杞子、续断、桑寄生各 60 克, 熟附子 21 克, 厚肉桂 (去皮, 不见火) 15 克, 牡丹皮, 泽泻 24 克, 人参 60 克 (贫者以黄芪 120 克代之)。方中牡丹皮用量原缺。

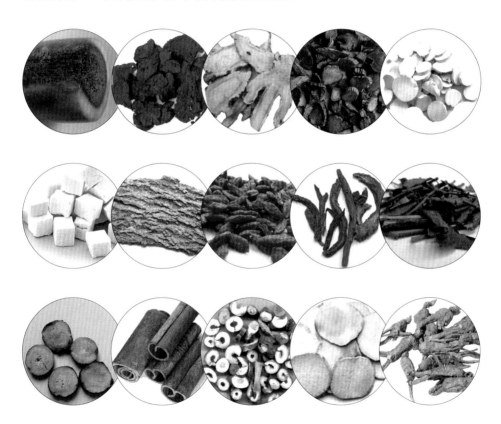

【用法】 上为末, 虎骨膏为丸。每早开水下 9 克。

【功用】 补肝肾, 活血通络。

【主治】 鹤膝风及瘫痪诸证。

【方义方解】 本证属于肝肾虚，瘀血阻络之痹证。故方中用白狗骨可固肾益精，强筋健骨，益智延年，舒筋活血，通血脉；熟地黄可滋阴补血，益精填髓；当归可补血活血，调经止痛，润燥滑肠；牛膝可补肝肾，强筋骨，逐瘀通经，引血下行；杜仲可降血压，补肝肾，强筋骨，安胎气；枸杞子可补肾益精，养肝明目，补血安神，生津止渴，润肺止咳；续断可补益肝肾，强筋健骨，止血安胎，疗伤续折；桑寄生可补肝肾，强筋骨，祛风湿，安胎。主要用于腰膝酸痛，筋骨痿弱，肢体偏枯，风湿痹痛，头痛目眩，胎动不安，崩漏下血。附子、肉桂共起温阳通经之功效；牡丹皮清虚热，活血散瘀；泽泻利水，渗湿，泄热；山药、茯苓、人参共起益气健脾之效。全方诸药合用共奏补肝肾、活血通络之功。

·中医辞典——鹤膝风·

鹤膝风在中医指结核性关节炎。患者膝关节肿大，像仙鹤的膝部。以膝关节肿大疼痛，而股胫的肌肉消瘦为特征，形如鹤膝，故名鹤膝风。病由肾阴亏损、寒湿侵于下肢、流注关节所致。大多由"历节风"发展而成。

鹤膝风起于禀赋体虚、调摄失宜、足三阴亏损，风邪外袭，阴寒凝滞，湿热壅阻，或湿流关节。因其禀赋

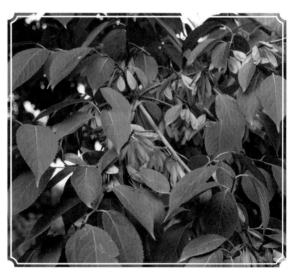

杜仲

不足、三阴亏损、督脉经虚，风寒湿邪结于经络，血脉不流，而导致筋缩而股瘦；或因邪蕴化热，则湿热流注关节，引起关节红肿热痛，屈伸不利。若失治或误治则邪陷深变，成为肿疡化腐证。

胡桃散

【方源】 《医学心悟》附录："治鱼口便毒、骑马痈、横，初起未成脓者，宜此。"

【组成】 大胡桃1枚，将全蝎2只。

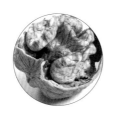 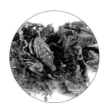

【用法】 以大胡桃剖开口，将全蝎2只，纳入，烧灰，存性，研末，热酒冲服。

【功用】 解毒通郁。

【主治】 鱼口便毒。

【方义方解】 本证属于毒郁相杂之皮肤病，故用胡桃散毒通郁，《本草纲目》载："内而心腹诸痛可止，外而疝肿之毒可散矣。"《本草求真》曰："疝肿鼠瘘、痰核，取其用能通郁解结。"全蝎，《本草纲目》载："足厥阴经药也，故治厥阴诸病。""治大人疟疾，耳聋，疝气，诸风疮，女人带下，阴脱"，有祛风、通络、解毒之效。二药相配，借热酒之势，直达下焦，共奏解毒通郁之效。

●——— 中医辞典——鱼口便毒 ●———

生于阴部大腿根缝处（腹股沟）的结肿疮毒，其未破溃之时叫便毒，既溃之后称鱼口，或左或右。与西医性病性淋巴肉芽肿相合。

清·吴谦等《医宗金鉴·外科心法要诀·便毒》云："（此证）发于少腹之下，腿根之上折纹缝中……初如杏核，渐如鹅卵，坚硬木痛，微热不红，令人寒热往来……斯证溃后，即名鱼口。因生于折纹缝中，其疮口溃大，身立则口必合，身屈则口必张，形如鱼口开合之状，故有鱼口之名。"

时贤张纲《中医百病名源考·便毒、鱼口》云："至结肿便毒之既已溃破而古又以鱼口名之者，则殆以便毒溃口于折缝间，其口每伴随人体之屈伸而开合，本一似于鱼口探出水面之时张闭，古比类取象而以名焉。"

明·陈实功《外科正宗·鱼口便毒论》云："夫鱼便者，左为鱼口，右为便毒，总皆精血交错，生于两胯合缝之间结肿是也。"《中医百病名源考·便毒、鱼口》云："按：陈氏以两胯合缝间之结肿，左为鱼口、右为便毒者，误也。其盖不知便毒者本初期结肿之称，而鱼口者乃日久破溃之名也。故左右皆可以其结肿而称便毒，亦皆可以其破溃而谓鱼口。"

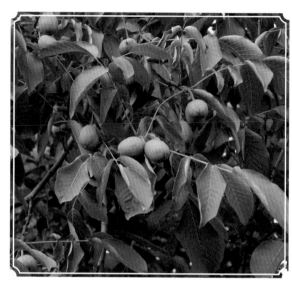

大胡桃

全 蝎

药 材 档 案

【别名】全虫、钳蝎、蝎子。

【来源】本品为钳蝎科动物东亚钳蝎的干燥体。

【性味归经】辛，平；有毒。归肝经。

【功能主治】息风镇痉，通络止痛，攻毒散结。用于肝风内动，痉挛抽搐，小儿惊风，中风口㖞，半身不遂，破伤风，风湿顽痹，偏正头痛，疮疡，瘰疬。

【注意事项】孕妇禁用。

韭叶散

【方源】《医学心悟》附录："跌打损伤之后，凡大小便通利者，可用广三七二、三钱，酒煎饮之，或服泽兰汤。若二便不通，必加大黄。其破损处，可用血竭，为极细末掺之，韭叶散亦良。"

【组成】石灰、韭菜叶。

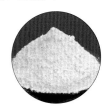 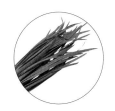

【用法】捣饼，贴壁候干，细研，筛下听用。

【功用】止血解毒。

【主治】跌打损伤破损处。

【方义方解】本方用于外伤创面，故用石灰，辛温有毒，燥湿，止血，定痛，蚀恶肉；韭菜叶辛温，散血解毒；二者同用以治创伤出血。

韭 菜
药 材 档 案

【别名】韭子、韭菜仁。

【来源】本品为百合科植物韭菜的干燥成熟种子。

【性味归经】辛、甘，温。归肝、肾经。

【功能主治】补肾壮阳，固精。用于肝肾亏虚，腰膝酸痛，阳痿遗精，遗尿尿频，白浊带下。

【用量用法】内服：3～9克，煎服；或入丸、散。

【注意事项】阴虚火旺者忌服。

茯苓升麻汤

【方源】《医学心悟》卷 3："更有小便不通，因而吐食者，名曰关格。经云：'关则不得小便，格则吐逆，关格者，不得尽其命矣。宜用假苏散治之。'又丹溪治孕妇转脬，小便不通者，用补中益气汤，随服而探吐之，往往有效。譬如滴水之器，上窍闭则下窍不通，必上窍开然后下窍之水出焉。丹溪初试此法，以为偶中，后来屡用屡验，遂恃为救急良法。每见今人治转脬症投补中益气，而不为探吐，且曰古法不效，有是理乎？予尝用茯苓升麻汤，治此有验。盖用升麻以举其胎气，用茯苓以利小便，用归、芎以活其胎，用苎根理胞系之缭乱，此以升剂为通之法也。"

【组成】 茯苓（赤、白）各 15 克，升麻 5 克，当归 6 克，川芎 3 克，苎根 10 克。

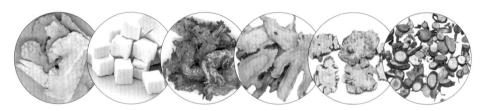

【用法】 急流水煎服；或调琥珀末 6 克服，更佳。

【功用】 通利小便。

【主治】 孕妇转脬，小便不通。

【方义方解】 方用升麻以举其胎气，用茯苓以利小便，用归、芎以活其胎，用苎根疏其胎。琥珀也有利小便之效。诸药合用，共奏通利小便之效。

中医辞典——转脬

脐下急痛，小便不通之证，即转胞。《证治汇补·癃闭》："转脬者，胞系转戾，脐下并急而痛，小便不通者是也。"

顺生丹

【方源】 《医学心悟》卷 5："凡验产法，腰痛，腹不痛者，未产。腹痛，腰不痛者，未产。必腰腹齐痛甚紧时，此真欲产也。如或迟滞，即以顺生丹投之，适当其时矣。"

【组成】 朱砂、丁香各 15 克，麝香 3 克，明乳香 30 克，石燕（一对，一雌一雄，圆为雌，长为雄，煅，醋淬 7 次）。

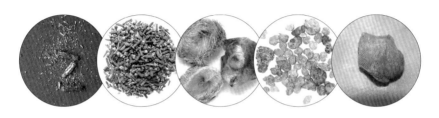

【用法】 上为末，择天、月德日，用益母草熬膏为丸，如芡实大。每服一、二丸，用归芎汤送下。

【功用】 顺生助产。

【主治】 临产迟滞。

【方义方解】 本证属于难产的一种，故用丁香、麝香、乳香之辛香是窜，石燕亦乃利窍之品，与活血化瘀之益母草、归芎汤合用，在临产迟滞之际以助产顺生。朱砂亦有破癥瘕、下胎之效。诸药合用共奏顺生助产之功。

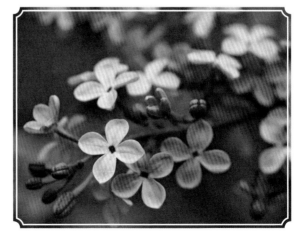

丁香

独圣丸

【方源】《医学心悟》卷5：“治瘀血凝积，瘀血不去则新血不得归经，此丸主之。虚人以补药相间而用。”

【组成】 五灵脂（去土，炒烟尽）。

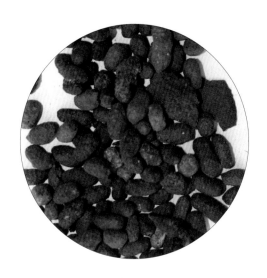

【用法】 上为末，醋为丸，如绿豆大。每服3～6克，淡醋水送下；清酒亦得。虚人以补药相间而用。

【功用】 活血祛瘀止血。

【主治】 瘀血凝积以致暴崩下血者。

【方义方解】 本方用于瘀血之崩漏证，故用炒五灵脂，既能活血散瘀，又能止血，故可用于瘀血内阻、血不归经之暴崩下血。醋亦有散瘀消积、止血之效，增加了五灵脂的功效。二药合用共奏活血化瘀止血之功。

栀子汤

【方源】 《医学心悟》卷2:"热之极,寒之甚,至极而无复加者也。阳毒则斑黄,狂乱;阴毒则厥逆,清谷,身痛如被杖。阴阳二毒,多有兼咽痛者,各宜按证投剂,大抵五日内可治,过此恐难为力。阳毒,栀子汤加人中黄主之。"

【组成】 升麻、黄芩、杏仁、石膏各6克,栀子、赤芍、知母、大青各3克,甘草1.5克,柴胡4.5克,豆豉百粒。

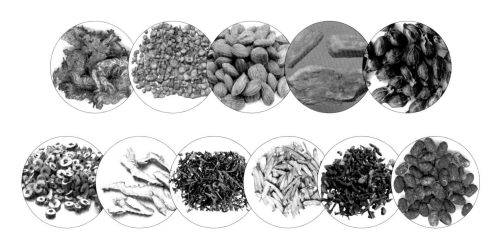

【用法】 水煎服。加人中黄3克尤效。

【功用】 清热解毒凉血。

【主治】 阳毒。

【方义方解】 本证属于热毒入血之阳毒证,故用栀子苦寒,和黄芩、赤芍、石膏、知母、大青,共奏清透郁热、凉血解毒之功;豆豉辛凉宣散透邪,助栀子除烦,又散结和胃;升麻发表解毒,柴胡和解少阳、升阳举陷,杏仁下气通便,甘草调和诸药。全方共奏清热解毒凉血之效。

枳实理中丸

【方源】 《医学心悟》卷2："凡一切结胸、痞气等证，服药不效者，乃浊气结而未散，《活人》俱用枳实理中丸，应手而愈。"

【组成】 枳实45克，茯苓、白术各60克，人参15克，甘草1.5克，干姜12克。

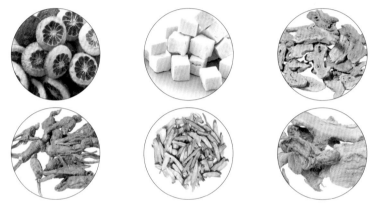

【用法】 制小丸，一次服10克，一日服3次。或以上药各1/3量水煎二次作二次服，一日服2剂。

【功用】 理中消痞，逐饮止痛。

【主治】 脘腹痞满作痛，手不可近。

【方义方解】 本方药物乃理中丸加枳实、茯苓。枳实理气；茯苓、白术健脾燥湿，防脾虚生湿；以人参之补，益气健脾，以复运化；干姜，大辛大热，温中祛寒，扶阳抑阴；炙甘草之和，益气和中。全方共奏理中消痞、逐饮止痛之功。

【运用】

1. **辨证要点** 本方证以脘腹痞满作痛、手不得近、咳唾痰涎胸闷为辨证要点。

2. **现代运用** 本方可用治慢性胃肠炎，胃、十二指肠球部溃疡，急性胃扩张，胃下垂等。

保和汤

【方源】《医学心悟》卷 3："久咳不止，时吐白沫，如米粥者，名曰肺痿，此火盛金伤，肺热而金化也，保和汤主之。"

【组成】知母（蒸）1.5 克，贝母 6 克，天冬（去心）9 克，麦冬（去心）3 克，薏苡仁 15 克，五味子 10 粒，甘草、桔梗、马兜铃、百合、阿胶（蛤粉炒成珠）各 2.4 克，薄荷 0.6 克。

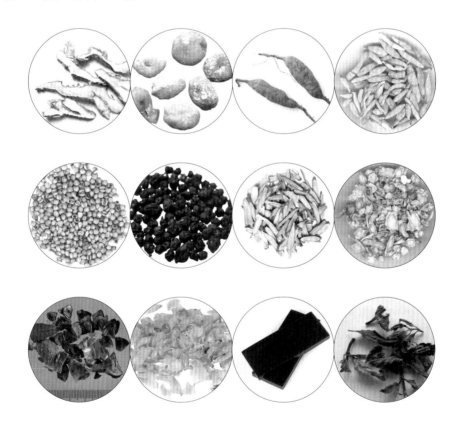

【用法】水煎，入饴糖 1 匙，温服。

【功用】清火降痰。

【主治】肺痿。

【方义方解】　本证属于阴虚有痰之肺痿，故用知母、贝母、天冬、麦冬、百合清热生津；甘草、桔梗、薏苡仁、马兜铃宣肺止咳，祛痰排脓；五味子敛肺生津；阿胶入肺，滋阴润燥；薄荷利咽膈，治风热。诸药共奏养阴生津、清热化痰之功，治久咳不已。

【运用】

1. **辨证要点**　临床以久咳不已、时吐白沫如米粥者、肺津不足、痰凝火郁、肺痿咳嗽为辨证要点。

2. **加减变化**　虚者，加人参。

【方论精粹】

1. 唐宗海《血证论》："肺经之津足，则痰火不生，而气冲和。若津不足，则痰凝火郁，痿咳交作，而气失其和矣。方用饴糖、甘草、阿胶，补胃以滋肺津；复加清火、祛痰、敛浮、解郁之品，凡以保护肺金，使不失其和而已。"

2. 汪汝麟《证因方论集要》："知母、天冬能清肺火。麦冬、贝母能润肺燥。马兜铃降肺气。五味子敛肺气。百合、阿胶补阴清热。甘草、桔梗和中利膈。薏米肺痿肺痈要药，少入薄荷借以开郁。"

·中医辞典——肺痿·

肺痿，是指肺叶痿弱不用，临床以咳吐浊唾涎沫为症状，为肺脏的慢性虚损性疾患。本病为多种慢性肺系疾病后期发展而成，其病位主要在肺，但与脾、胃、肾等脏密切相关。发病机理主要为热在上焦，肺燥津伤；或肺气虚冷，气不化津，以致津气亏损，肺失濡养，肺叶枯萎。辨证有肺脏虚热和虚冷两大类，以虚热证较为多见。治疗总以补肺生津为原则。

黄芪汤

【方源】 《医学心悟》卷3："治肺肾两虚，饮少溲多。"

【组成】 黄芪9克，五味子3克，人参、麦冬、枸杞子、大熟地黄各4.5克。

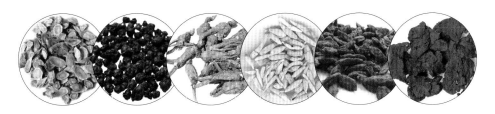

【用法】 水煎服。

【功用】 益气养阴。

【主治】 下消，肺肾两虚，饮少溲多。

【方义方解】 本证属于肺肾两虚之下消证，故用黄芪、人参补气，五味子敛肺生津，麦冬、枸杞子、大熟地黄养阴益肾。本方为平和之剂，滋上源以生水，诸药合用共奏益气养阴之效。

【方论精粹】

汪汝麟《证因方论集要》："王晋三曰：'饮少溲多者，饮入于胃，上输于脾，脾气不能散精，而精悍二气统归于肺，肺亦统输膀胱，水精仍不能四布，有下而不上，有柔而无刚，竟成一派死阴。方中用人参、枸杞、熟地以足经药治手经病，从阴中和阳，深中肯綮。独以麦冬、桑皮泻心肺二经之邪，于理未切，因率管见，损此二味，增以桂枝、干姜，盖桂枝、人参能和心经之阳，干姜、五味可摄膀胱之气，治足经而手经亦得其功，移寒之邪可解矣。'"

　　三种消证总称。《太平圣惠方》卷五十三谓三消为痟渴、痟中、痟肾，以饮水多而小便少者为痟渴；吃食多而饮水少，小便少而黄赤者为痟中；饮水随饮便下，小便味甘而白浊，腰腿消瘦者为痟肾。《丹溪心法》分三消为上消、中消、下消，《景岳全书·杂证谟》谓："上消者，渴证也，大渴引饮，随饮随渴，以上焦之津液枯涸，古云其病在肺，而不知心脾阳明之火皆能熏炙而然，故又谓膈消也。中消者，中焦病也，多食善饥，不为肌肉，而日加消瘦，其病在脾胃，又谓之消中也。下消者，下焦病也，小便黄赤，为淋为浊，如膏如脂，面黑耳焦，日渐消瘦，其病在肾，故又名肾痟也。"

黄 芪

药材档案

　　【别名】黄耆、箭芪、绵芪、绵黄芪。

　　【来源】本品为豆科植物内蒙古黄芪或膜荚黄芪的干燥根。此外，金翼黄芪、塘谷耳黄芪、春黄芪、云南黄芪、多花黄芪、弯齿黄芪、阿克苏黄芪的干燥根在各产地供药用。

　　【性味归经】甘，微温。归肺、脾经。

　　【功能主治】补气升阳，固表止汗，利水消肿，生津养血，行滞通痹，托毒排脓，敛疮生肌。用于气虚乏力，食少便溏，中气下陷，久泻脱肛，便血崩漏，表虚自汗，气虚水肿，内热消渴，血虚萎黄，半身不遂，痹痛麻木，痈疽难溃，久溃不敛。

　　【用量用法】内服：9～30克，煎服，大剂量可用至30～120克。补气升阳蜜炙用，其他方面多生用。

　　【注意事项】疮疡初起，表实邪盛及阴虚阳亢等证，不宜用。

程氏葛根汤

【方源】《医学心悟》卷3:"阳明经病,目痛,鼻干,唇焦,漱水不欲咽,脉长,此阳明本经证,其经去太阳不远,亦有头痛发热,宜用葛根汤解肌,不可误认为腑病,而用清凉攻下之法。"

【组成】葛根6克,升麻、秦艽、荆芥、赤芍各3克,紫苏叶、白芷各2.4克,甘草1.5克,生姜2片。

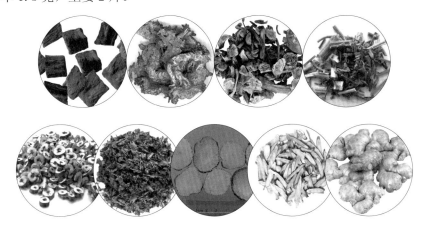

【用法】水煎服。

【功用】发汗解肌。

【主治】治阳明经病,目痛,鼻干,唇焦,漱水不欲咽,脉长。

【方义方解】本证属于伤寒阳明经病,故用葛根、升麻、荆芥、紫苏叶解肌发表;秦艽、赤芍、白芷清湿热;甘草、生姜调和诸药。全方共奏发汗解肌之效。

【运用】

1. 辨证要点 临床以目痛、鼻干、唇焦、漱水不欲咽、脉长为辨证要点。

2. 加减变化 若无汗而口渴者,为热入阳明之腑,加知母;自汗而口渴者,加石膏、人参;自汗而口不渴者,乃阳明经中风,去紫苏叶,加桂枝;若春夏之交,唯恐夹温暑之邪,不便用桂枝,加白术4.5克。

通经丸

【方源】 《医学心悟》卷3:"妇人经水先断,后发肿者,名曰血分,通经丸主之。先发水肿,然后经断者,名曰水分,五加皮饮送下通经丸主之。"

【组成】 当归、赤芍、生地黄、川芎、牛膝、五灵脂各30克,红花、桃仁各15克,香附60克,琥珀22克。

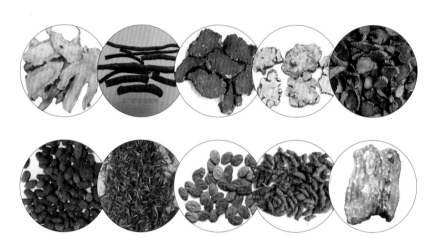

【用法】 用苏木屑60克,以酒煎,和砂糖熬化为丸,如梧桐子大。每服9克,酒下。

【功用】 活血通经。

【主治】 妇人经水先断,以后周身浮肿者。

【方义方解】 本证属于瘀血阻络之经闭水肿证。故以桃红四物汤为基础方,在养血活血化瘀的基础上配伍香附理气以行血;苏木屑、五灵脂疏通血脉,引血归经;琥珀散瘀止血,利水通淋;牛膝补肾,引药下行,共达病所。全方共奏补肾活血、调理冲任之功。

【运用】

1. **辨证要点** 临床以月经不至、周身浮肿、舌紫黯为辨证要点。

2. **加减变化** 血寒,加肉桂9克。

血寒是指寒邪入血，寒凝气滞，血行不畅的病理状态。临床表现为：手足冷痛，肤色紫暗，少腹冷痛，月经延期，经色紫暗，夹有瘀块，喜暖恶寒，得温痛减。

当 归

药材档案

【别名】云归、秦归、西当归、岷当归。

【来源】本品为伞形科多年生草本植物当归的干燥根。

【性味归经】甘、辛，温。归肝、心、脾经。

【功能主治】补血活血，调经止痛，润肠通便。用于血虚萎黄，眩晕心悸，月经不调，经闭痛经，虚寒腹痛，风湿痹痛，跌仆损伤，痈疽疮疡，肠燥便秘。酒当归活血通经。用于经闭痛经，风湿痹痛，跌仆损伤。

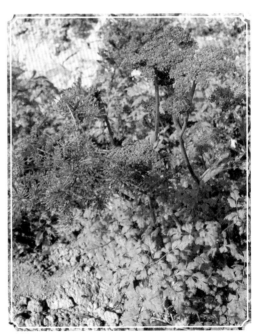

当归

【用量用法】内服：6～12克，煎服；浸酒，熬膏或入丸、散。外用：适量，多入膏药中。

【注意事项】本品味甘，滑肠，湿盛中满，大便溏泻者不宜。

理中安蛔散

【方源】 《医学心悟》卷4："虫之名有九，而犹不足以尽其状也，然总不外乎湿热所生。凡物湿蒸热郁，则生虫矣……但胃寒吐蛔，宜用理中安蛔散，与治别虫之法不同，医者志之。"

【组成】 人参9克，白术、白茯苓、干姜各4.5克，川椒10粒，乌梅2个。

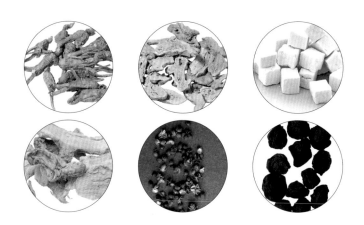

【用法】 水煎服。凡治蛔，不可用甘草，及甜物。盖蛔得甘则动，得苦则安，得酸则静故也。

【功用】 温中安蛔。

【主治】 胃中虚冷，吐蛔。

【方义方解】 主要用于治疗中焦虚寒，蛔动不安，腹痛之症。方用理中汤去甘草，加茯苓，温养脾胃之寒而祛中焦之寒；乌梅、川椒酸辛伏虫，使中焦寒去，虫伏而安。

【运用】

1. **辨证要点** 临床应用以蛔虫腹痛、便溏溲清、手足不温为其辨证要点。

2. **加减变化** 如未止，加黄连、黄柏各0.9克，川椒倍之；若足冷，加附子1.5～2.1克，甚者倍之。

3. **现代运用**　常用于治疗蛔虫病。

4. **注意事项**　本方药性偏温，阴虚者慎用。

【方论精粹】

　　汪汝麟《证因方论集要》："川椒通上焦君火之阳。人参、干姜温中焦脾胃之阳。茯苓淡以胜白术之苦。乌梅味酸急泻厥阴，不欲其缓而蛔自安矣。"

乌 梅

药 材 档 案

　　【别名】梅、梅实、春梅、熏梅、桔梅肉。

　　【来源】本品为蔷薇科落叶乔木植物梅的干燥近成熟果实。

　　【性味归经】酸、涩，平。归肝、脾、肺、大肠经。

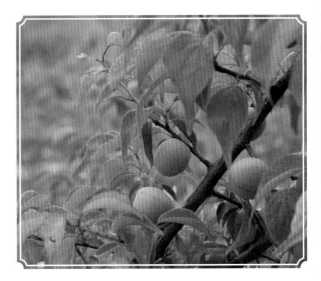

　　【功能主治】敛肺，涩肠，生津，安蛔。用于肺虚久咳，久疟久泻，痢疾，便血，尿血，虚热消渴，蛔厥呕吐腹痛。

　　【用量用法】内服：6～12克，煎服。大剂量可用至30克。外用：适量。

　　【注意事项】表邪、实热积滞者不宜用。

附方——连梅安蛔汤

（《通俗伤寒论》）

【组成】 胡黄连、黄柏各 4.5 克，川椒 3 克，雷丸、乌梅肉、槟榔各 9 克。

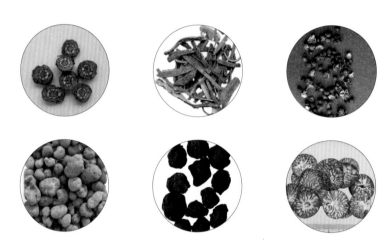

【功用】 清热安蛔。

【主治】 虫积腹痛，不欲饮食，吐蛔，甚则烦躁，厥逆，并有面赤心烦，口燥舌红，脉数身热者。可用于胆道蛔虫病及蛔虫性肠梗阻而有上述症状者。

————• 类方鉴别 •————

理中安蛔散与连梅安蛔汤都是安蛔驱蛔方。理中安蛔散配用人参、干姜、白术、茯苓，兼能温中补虚；而连梅安蛔汤配用胡黄连、黄柏，兼能清肝脾湿热，并加雷丸、槟榔以增强驱蛔作用。前者为温中安蛔，后者为清热安蛔。

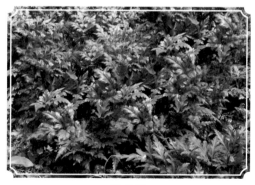

胡黄连

黄柏散

【方源】 《医学心悟》卷4："经云：足阳明之脉，络面下于鼻。凡面上浮肿而痛者，风也……若面上生疮，如水痘，蔓延不止者，黄柏散敷之，即愈。"

【组成】 黄柏一块。

【用法】 猪胰涂炙酥，为末。

【功用】 清热燥湿，敛疮润色。

【主治】 面上生疮如水痘，蔓延不止者。

【方义方解】 本证属于内有湿热之疮证，故用黄柏苦寒，以清热燥湿，解毒疗疮；猪胰甘、平，入脾、肺经，可养肺润燥，泽颜面色，治疗皮肤皲裂。二者配伍外用可敛疮祛腐，润泽面色。

【运用】

1. **辨证要点** 临床以肿起白泡、小如绿豆大、大如蚕豆大、连片而生、或生头顶、或生耳前后为辨证要点。

2. **加减变化** 湿者干掺；干者，麻油调搽。

葳蕤汤

【方歌】

> 风温浮盛葳蕤汤，羌防葛芷青木香，
> 芎草石膏葳蕤杏，里实热甚入硝黄。

【方源】 《医学心悟》卷2："不能言及语言难出者，有表里之分。其一、太阳证，发汗已，身犹灼热者，名曰风温。其脉尺寸俱浮，自汗身重，多眠鼻息鼾，语言难出，此表邪蕴其内热也。治用葳蕤汤，去麻黄，加秦艽主之。"

【组成】 葳蕤（即玉竹）、石膏、干葛各3克，羌活、杏仁、甘草、川芎各1.8克，防风（用此以代麻黄为稳当）2.1克，青木香1.5克。

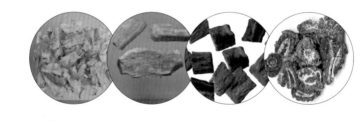

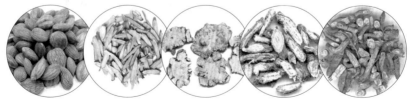

【用法】 水煎服。

【功用】 滋阴清热，宣肺解表。

【主治】 阴虚外感风热，发热头痛，咽干舌燥，气喘有汗，胸脘痞闷，体重嗜睡，苔白，脉浮者。

【方义方解】 方中用葳蕤滋阴生津为君；干葛解肌退热、生津止渴，石膏清热凉血为臣；防风、杏仁宣降肺气而透邪平喘，羌活、川芎、青木香以舒经活络，理气行血为佐；甘草清热解毒，调和诸药为使。诸药合用，共奏解表清热、祛风利咽之功。

【运用】

1. **辨证要点** 临床应用以外感咳嗽喘息、咽红疼痛、汗出体重、嗜睡、发热、脉浮数为其辨证要点。

2. **现代运用** 常用于治疗感冒咳嗽、慢性咽喉炎等病症。

【方论精粹】

吴谦等《医宗金鉴》："风温初起，六脉浮盛，表实壮热汗少者，宜葳蕤汤，以发表风邪也。即羌活，麻黄，葛根，白芷，青木香，川芎，甘草，石膏，葳蕤，杏仁也。里实热甚多汗者，加芒硝、大黄，以攻里热也。"

葛 根
药材档案

【别名】干葛、甘葛、粉葛、葛子根、葛麻茹、葛条根、鸡齐根。

【来源】本品为豆科植物野葛或甘葛藤（粉葛）的干燥根。

【性味归经】甘、辛，凉。归脾、胃、肺经。

【功能主治】解肌退热，生津止渴，透疹，升阳止泻，通经活络，解酒毒。用于外感发热头痛，项背强痛，口渴，消渴，麻疹不透，热痢，泄泻，眩晕头痛，中风偏瘫，胸痹心痛，酒毒伤中。

【用量用法】内服：10～15克，煎服。退热透疹生津止渴宜用生品，升阳止泻宜用煨制品。

垴砂散

【方源】 《医学心悟》附录："鼻痔，鼻生息肉也，起于湿热，可吹垴砂散。"

【组成】 垴砂 1.5 克，白矾（煅枯）15 克。

 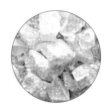

【用法】 共为细末。每用少许，点鼻痔上，即消。

【功用】 清热利湿，散结祛腐。

【主治】 鼻痔。

【方义方解】 本证属于湿热互结之鼻痔。故方中垴砂为性温有毒之物，外科用以治疗痈疽疔毒，未成可消，已成能溃，有散结、祛腐的作用；枯矾收湿敛疮，止血化腐。二味配伍可用于鼻痔、鼻息肉。

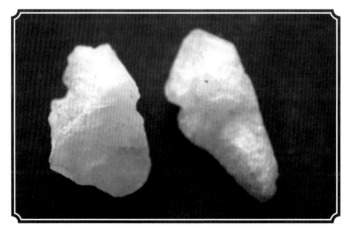

白矾

麻黄膏

【方源】 《医学心悟》附录："疥疮,有细小不足脓者,多属风热;有肥大灌脓者,多属湿热。俱用麻黄膏搽之,十日可愈而不隐疮。仍多服金银花为妙。"

【组成】 雄猪油 120 克,斑蝥 3 个,麻黄 15 克,蓖麻子(去壳,研极烂)100 粒,大枫子(去壳,研烂)100 粒。

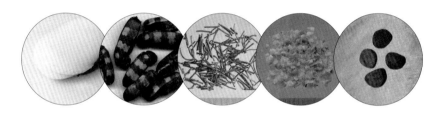

【用法】 先将猪油化开,下斑蝥,煎数沸,随去斑蝥,再下麻黄,煎枯,滤去滓,将大枫子、蓖麻肉和匀。擦患处。

【功用】 消肿拔毒。

【主治】 疥疮。细小不足脓,或肥大灌脓者。

【方义方解】 本方用于各种疥疮。故用斑蝥破血消癥,攻毒蚀疮;蓖麻子消肿拔毒;大枫子祛风燥湿,攻毒杀虫;麻黄散寒通滞;以雄猪油为载体,可治疗风热、湿热型疥疮。诸药合用共奏消肿拔毒之功。

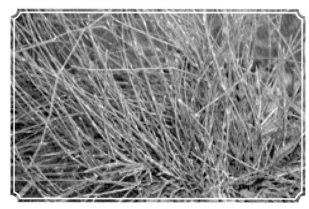

麻黄

清中汤

【方源】 《医学心悟》卷3："当胸之下，岐骨陷处，属心之部位，其发痛者，则曰心痛……热痛者，舌燥唇焦，溺赤便闭，喜冷畏热，其痛或作或止，脉洪大有力，清中汤主之。"

【组成】 香附、陈皮各4.5克，栀子、金铃子、延胡索各2.4克，甘草（炙）1.5克，川黄连（姜汁炒）3克。

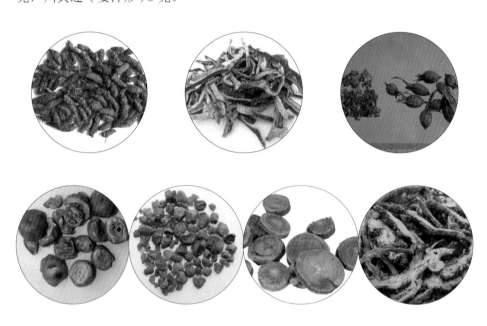

【用法】 水煎服。

【功用】 清热化湿，理气和胃。

【主治】 热厥心痛。

【方义方解】 本证属于气滞有湿之热厥心痛。故用栀子、黄连清热泻火；金铃子、延胡索、香附、陈皮行气通痹止痛；炙甘草补气，兼以调和诸药。诸药合用共奏清热化湿、理气和胃之功。

热厥心痛，证名。热郁气逆所致的心痛。证见心痛，烦躁吐逆，身热足寒，额上汗出。《活法机要·心痛证》："热厥心痛者，身热足寒，痛甚则烦躁而吐，额自汗出，知为热也。其脉浮大而洪。"治当灸太溪、昆仑，服金铃子散。痛止，服枳术丸。《医学入门》卷五："热痛，内因酒食积热，痰郁发厥，手足虽冷，而身热甚，则烦躁吐逆，额汗。古玄金散、三味川楝散、莎芎散，甚者大承气汤下之，后服枳术丸。"《证治汇补·心痛章》："热痛，纵酒嗜辛，蓄热在胃，偶遇寒气，热郁而发。大便不通，面带阳色，痛必作止不常，甚则躁渴吐酸，额上有汗，手足温暖或身虽热而手足寒，谓之热厥。"

香 附

药材档案

【别名】香头草、回头青、雀头香、莎草根、香附子、雷公头、香附米。

【来源】本品为莎草科植物莎草的根茎。

【性味归经】辛、微苦、微甘，平。归肝、脾、三焦经。

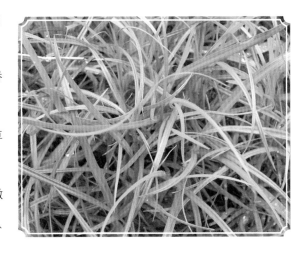

【功能主治】疏肝解郁，理气宽中，调经止痛。用于肝郁气滞，胸胁胀痛，疝气疼痛，乳房胀痛，脾胃气滞，脘腹痞闷，胀满疼痛，月经不调，经闭痛经。

【用量用法】内服：6～10克，煎服。醋灸止痛力增强。

【注意事项】血虚气弱者不宜单用，阴虚血热者慎服。

清魂散

【方源】《医学心悟》卷3："便血症，有肠风、有脏毒，有热、有寒。病患脏腑有热，风邪乘之，则下鲜血，此名肠风，清魂散主之。"

【组成】 荆芥9克，当归15克。

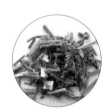 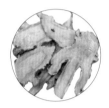

【用法】 水煎服。

【功用】 散风调血。

【主治】 肠风，脏腑有热，风邪乘之，便下鲜血，腹不痛。

【方义方解】 本证属于风热便血。故用荆芥祛风、凉血，治疗肠风便血；当归补血滋其化源。二药合用，共奏疏风养血止血之功。

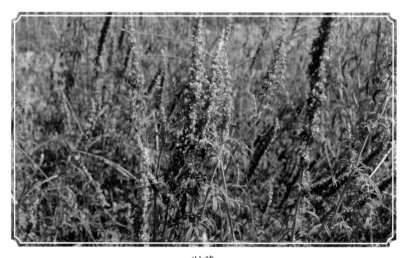

荆芥

淡竹叶汤

【方源】 《医学心悟》卷 4："妊娠子烦者，烦心闷乱也。书云：孕四月，受少阴君火以养精；六月，受少阳相火以养气。子烦之症，大率由此。窃谓妇人有孕，则君相二火，皆翕聚以养胎，不独四、六两月而已。大法，火盛内热而烦者，淡竹叶汤。"

【组成】 淡竹叶 7 片，黄芩、知母、麦冬各 3 克，茯苓 6 克。

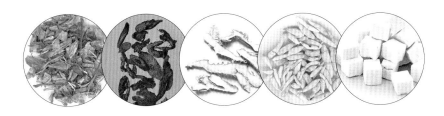

【用法】 水煎服。

【功用】 清心泄热。

【主治】 子烦。孕妇火盛内热而烦者。

【方义方解】

本证属于心火阴虚之子烦证，故用淡竹叶清热除烦，利尿；黄芩清热燥湿，泻火解毒，止血，安胎；知母清热泻火，生津润燥；麦冬养阴生津，润肺清心；茯苓利水渗湿，健脾宁心。诸药合用共奏清心除烦之功。

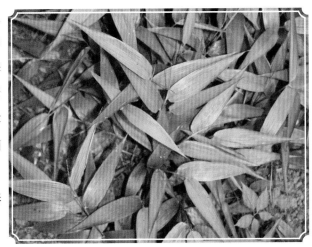

淡竹叶

普救万全膏

【方源】 《医学心悟》卷3："治一切风气，走着疼痛，以及白虎历节风，鹤膝风，寒湿流注，痈疽发背，疔疮瘰疬，跌打损伤，腹中食积痞块，多年疟母，顽痰瘀血停蓄，腹痛泄利，小儿疳积，女人癥瘕诸症，并贴患处。咳嗽疟疾，贴背脊心第七椎。余制此膏普送，取效神速。倘贴后起泡出水，此病气本深，尽为药力拔出，吉兆也，不必疑惧。记之，记之。"

【组成】 藿香、白芷、当归、贝母、大枫子、木香、白蔹、乌药、生地黄、莱菔子、丁香、白及、僵蚕、细辛、蓖麻子、檀香、秦艽、蜂房、防风、五加皮、苦参、肉桂、蝉蜕、丁皮、白鲜皮、羌活、桂枝、全蝎、赤芍、高良姜、元参、南星、鳖甲、荆芥、两头尖、独活、苏木、枳壳、连翘、威灵仙、桃仁、牛膝、红花、续断、花百头、杏仁、苍术、艾绒、藁本、骨碎补、川芎、黄芩、麻黄、甘草、栀子、川乌（附子）、牙皂、半夏、草乌、紫荆皮、青风藤各45克，大黄90克，蜈蚣35条，蛇蜕5条，槐枝、桃枝、柳枝、桑枝、楝枝、榆枝、楮枝各35寸，男人血余90克（以上俱浸油内），真麻油10000毫升，松香、（橡皮滤过）50000克，，百草霜（研细筛过）5000克。

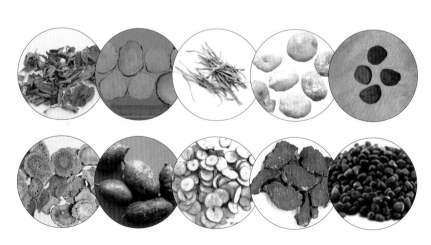

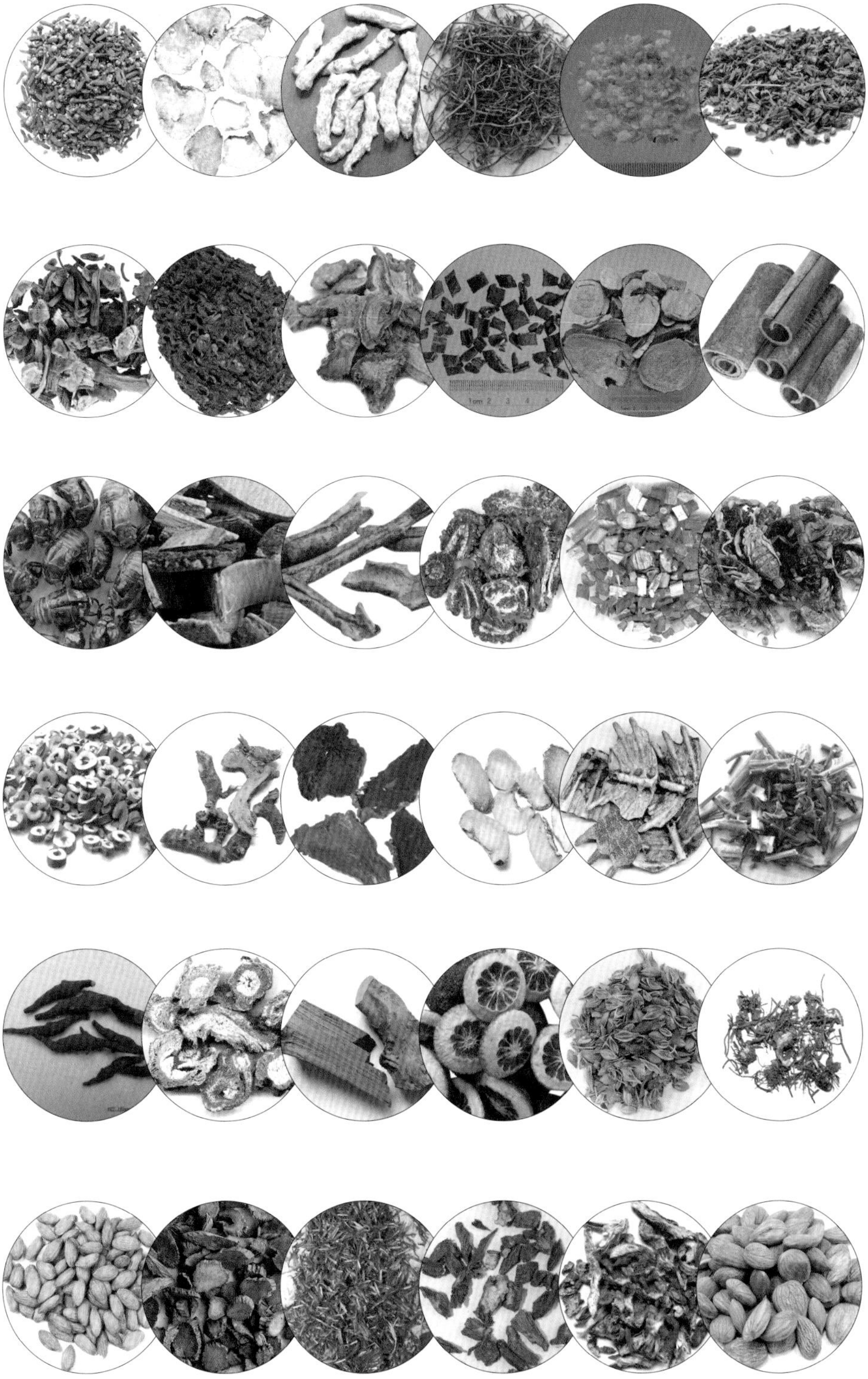

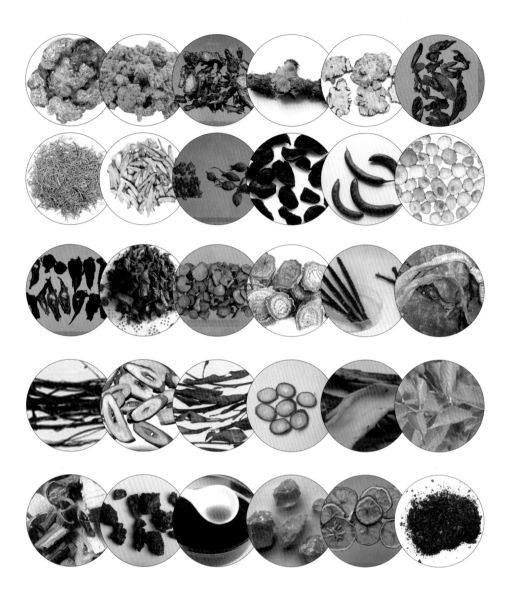

【用法】　除松香、百草霜外俱浸入，火熬，以药枯油黑，滤去渣重称，每药油 360 毫升，下滤净松香 2000 克，同熬沸，每锅下百草霜细末 180 克，勿住手搅，俟火候成时，则倾入水缸内，以棒搅和成块，扯拨数次，收贮。摊贴患处。

【功用】　祛风散寒，清热除湿，蠲痹通络，化痰行瘀，培补肝肾，舒筋止痛。

【主治】鹤膝风，风湿寒痹，风寒麻木，痹症（风湿病等），瘰疬，跌打损伤，肝脾痞块等。

【方义方解】　本证属于风寒、湿热、痰瘀诸邪为病，兼肝肾虚之证。故用祛风寒药：麻黄、甘草、桂枝和荆芥；清热除湿药：黄芩、大黄、栀子等；化痰行瘀药：桃仁、红花、川芎、半夏、赤芍和当归等；培补肝肾：牛膝、续断和地黄等；舒筋止痛：川乌（附子）和白芷等。诸药合用，共奏祛风散寒，清热除湿，蠲痹通络，化痰行瘀，培补肝肾，舒筋止痛之功。

木　香
药材档案

【别名】蜜香、五香、青木香、五木香。

【来源】本品为菊科植物木香的干燥根。

【性味归经】辛、苦，温。归脾、胃、大肠、三焦、胆经。

【功能主治】行气止痛，健脾消食。用于胸胁、脘腹胀痛，泻痢后重，食积不消，呃逆呕吐，不思饮食。煨木香实肠止泻。用于泄泻腹痛。

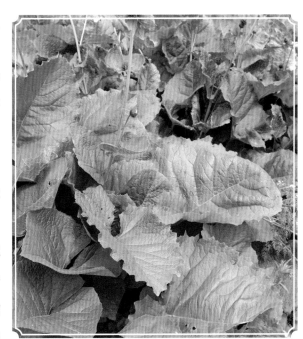

【用量用法】内服：3～6克，煎服。

【注意事项】阴虚、津液不足者慎用。

蕲蛇酒

【方源】 《医学心悟》附录："皮肤肿起，瘙痒顽麻，如树皮吐汁之状，此湿毒生虫，甚则眉毛剥落，鼻柱崩坏，事不可为也。宜服蕲蛇酒，搽以当归膏。"

【组成】 蕲蛇（去头尾）1 具，生地黄 60 克，黄柏、苦参、丹参、菊花、金银花、牡丹皮、赤芍、当归、枸杞子、蔓荆子、赤茯苓、萆薢、百部各 30 克，秦艽、独活、威灵仙各 15 克，桑枝 45 克。

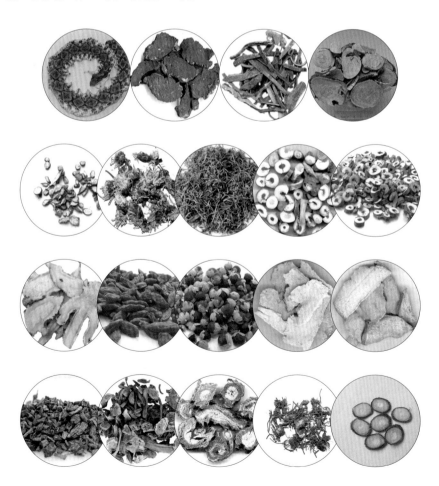

【用法】 上煮好生酒2500～3000毫升，退火7日饮。

【功用】 清热解毒，活血杀虫。

【主治】 大麻风。

【方义方解】 本证属于热毒、血瘀、虫集之皮肤病，故用薪蛇味甘咸、性温，祛风湿，散风寒，舒筋活络，为君药；黄柏、苦参、赤茯苓、草薢、百部、秦艽、独活、灵仙、桑枝，祛湿杀虫，解毒疗疮，通经止痛；蔓荆子散头面之邪，有祛风止痛之效，配以菊花、金银花，清热解毒，散头目之邪；生地黄、丹参、牡丹皮、赤芍、当归、枸杞子，活血通络，养血滋阴。诸药合用共奏清热解毒、活血杀虫之功。

——• 中医辞典——大麻风 •——

麻风病是由麻风杆菌引起的一种慢性接触性传染病。主要侵犯人体皮肤和神经，如果不治疗可引起皮肤、神经、四肢和眼的进行性和永久性损害。患者多处发生溃疡，并可导致残疾。儿童最容易患这种病，感染这种病后要过2～7年才会发病。麻风病的传染方式首先是直接接触传染，其次是间接接触传染。

百 部

药材档案

【别名】 百奶、肥百部、制百部、百条根、九丛根、一窝虎、野天冬。

【来源】 本品为百部科植物直立百部、蔓生百部的干燥块根。

【性味归经】 甘、苦，微温。归肺经。

【功能主治】 润肺下气止咳，杀虫灭虱。用于新久咳嗽，肺痨咳嗽，顿咳；外用于头虱，体虱，蛲虫病，阴痒。蜜百部润肺止咳。用于阴虚劳嗽。

【用量用法】 内服：3～9克，煎服。外用：适量，水煎或酒浸。

【注意事项】 易伤胃滑肠，脾虚便溏者慎服。本品且有小毒，服用过量，可引起呼吸中枢麻痹。

蟾蜍饼

【方源】《医学心悟》附录："治疔毒、脑疽、乳痈、附骨疽、臀痈，一切患症，或不痛或大痛，或麻木。"

【组成】 蟾蜍（酒化）3克，轻粉1.5克，乳香、没药、雄黄、巴豆各6克，麝香0.9克，朱砂、樟脑各3克。

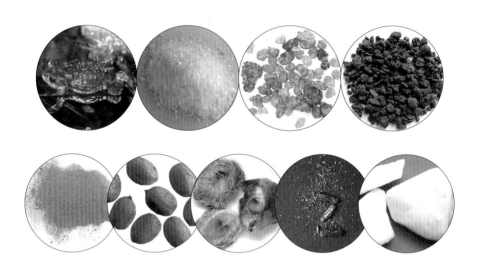

【用法】 以上各为细末，于五月五日午时，在净室中，用蟾蜍酒和药丸，如绿豆大，每用一丸，口涎调涂，贴疔疮上，以膏盖之。

【功用】 解毒散结，杀虫敛疮。

【主治】 疔毒、脑疽、乳痈、附骨疽、臀痈。

【方义方解】 本证属于虫毒互结之皮肤病。故用蟾蜍解毒散结，消积利水，杀虫，祛邪气，破结石瘀血，痈肿阴疮；轻粉、雄黄、樟脑杀虫，攻毒敛疮；乳香、没药调气活血，生肌止痛；朱砂、麝香安神解毒；巴豆腐蚀疮疣。诸药合用共奏解毒散结、杀虫敛疮之功。

千金消暑丸

【方源】 《医学心悟》卷 3 ："治中暑昏闷不醒，并伏暑停食，呕吐泻痢，一切暑药，皆不及此。"

【组成】 半夏（醋煮）120 克，茯苓、甘草各 60 克。

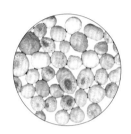 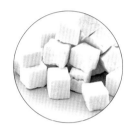 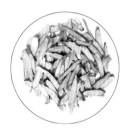

【用法】 共为细末，生姜自然汁糊丸，如绿豆大。每服 50 ～ 60 丸，开水下，若昏愦不醒，碾碎灌之。

【功用】 降逆和胃，渗湿止泻，解暑醒神。

【主治】 中暑昏闷不醒，并伏暑停食，呕吐泻痢。

【方义方解】 本证属于暑湿互结、胃气上逆之中暑，故用半夏辛温，燥湿化痰，降逆止呕；茯苓健脾渗湿而止泻；甘草补脾益气，清热解毒；姜汁制半夏毒。诸药合用共奏降逆和胃、渗湿止泻、解暑醒神之功。

【方论精粹】

王硕撰《易简方》："此药合时，须用好醋煎煮半夏，姜汁作糊，毋见生水，臻志修合，用之神效。中暑为患，药下即苏，伤暑发热头疼，用之尤验。夏日常服，止渴利便，虽多饮水，亦不为害，应是暑药皆不及此。若痰饮停积，并用姜汤咽下。入夏之后，不可阙此。"

凡人务农于赤日,行旅于长途,暑气逼迫,猝然昏倒,自汗面垢,昏不知人,急用千金消暑丸灌之,其人立苏。此药有回生之功,一切暑药,皆不及此。

半 夏

药材档案

【别名】地文、示姑、水玉、守田、地茨菇、老黄嘴、野芋头。

【来源】本品为天南星科植物半夏的干燥块茎。

【性味归经】辛、温;有毒。归脾、胃、肺经。

【功能主治】燥湿化痰,降逆止呕,消痞散结。用于湿痰寒痰,咳喘痰多,痰饮眩晕,心悸不宁,痰厥头痛,呕吐反胃,胸脘痞闷,梅核气;外治痈肿痰核。

【用量用法】内服一般炮制后使用,3 ~ 9克,煎服。外用:适量,磨汁搽或研末以酒调敷患处。

【注意事项】一切血证及阴虚燥咳、津伤口渴者忌服。

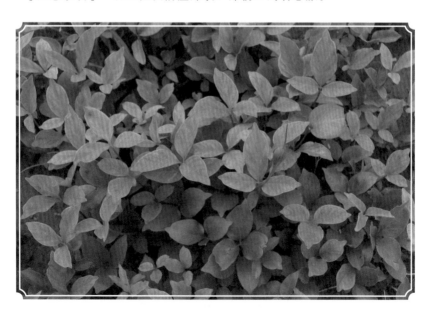

河间雄黄散

【方源】 《医学心悟》卷3："治噎膈。"

【组成】 雄黄、瓜蒂、赤小豆各3克。

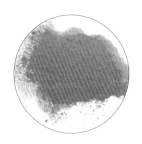 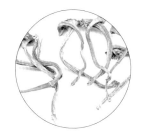 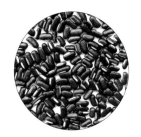

【用法】 共为细末。每服五分，温水调，滴入狗油数匙，服下，以吐为度。吐去膈间小虫，随用五味异功散安之，续用逍遥散调之。

【功用】 涌吐痰食。

【主治】 噎膈。

【方义方解】 本证属于痰食互结之噎膈。故用瓜蒂味苦涌泄，能催吐其壅塞之痰，或未化之食，或误食之物，与赤小豆同用共奏酸苦涌吐之功；雄黄祛痰解毒杀虫。诸药合用共奏涌吐痰食、通利胸膈之效。

● 中医辞典——噎膈 ●

中医病名，噎膈是指食物吞咽受阻，或食入即吐的一种疾病。多见于高龄男性。噎与膈有轻重之分，噎是吞咽之时，哽噎不顺，食物哽噎而下；膈是胸膈阻塞，食物下咽即吐。噎可单独出现，是膈的前驱症状；而膈常由噎发展而成，临床常噎膈并称。现代医学中的食管炎、食管狭窄、食管溃疡、食管癌及贲门痉挛等均属本病范畴。

扁鹊丁香散

【方源】 《医学心悟》卷2："或谓咳逆即呃逆，非也，咳逆为咳嗽，与呃逆有何干涉？……三阴中寒，胃气欲绝而呃者，其证厥冷恶寒，下利清谷，附子理中汤，合丁香散温之。呃止则吉，不止则凶也。"

【组成】 丁香、柿蒂各5个，甘草（炙）1.5克，干姜3克。

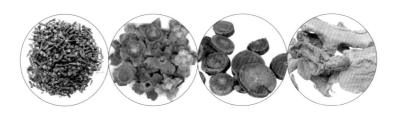

【用法】 上为末。沸汤点服，与附子理中汤同服。

【功用】 温补中焦，降逆止呃。

【主治】 中焦虚寒气逆，呃逆。

【方义方解】 本方主治证为中焦虚寒，温运无权，胃失和降，冲气上逆者。法当健脾补中，温里散寒，降逆止呃。方与附子理中汤（附子、干姜、人参、白术、炙甘草）同服，以附子温壮元阳，散寒止痛；干姜温中回阳，散寒止痛，二者共为君药，相辅相成，温补脾肾之阳。人参大补元气；丁香温中行气，降逆止呕，柿蒂降逆止呃，二药相须为用，为呃逆之要药；合而为臣。佐以白术健脾燥湿，炙甘草兼为使药，益气补中，调和诸药。全方配伍，温补降逆之力较强，唯方中药物用量嫌轻，临证施治当酌情增加，以收更好的降逆止呃之效。

【运用】

1. **辨证要点** 本方以三阴中寒，胃气欲绝而呃者，其证厥冷恶寒，下利清谷，呃逆不止，声低气怯，胃脘疼痛，喜温欲按，口淡食少，面色苍白，体倦肢软，少气乏力，手足厥冷，大便稀溏，舌淡苔白，脉沉细弱为辨证要点。

2. 加减变化 柿蒂汤：丁香、柿蒂、生姜，水煎服，治胸满呃逆不止；柿蒂散：丁香、柿蒂、人参，为散，治呃逆寒不甚者；香柿蒂竹茹汤：本方去甘草、生姜，加橘皮、竹茹，治证同。

中医辞典——呃逆

呃逆即打嗝，指气从胃中上逆，喉间频频作声，声音急而短促。是一个生理上常见的现象，由横膈膜痉挛收缩引起。健康人也可发生一过性呃逆，多与饮食有关，特别是饮食过快、过饱，摄入很热或冷的食物饮料、饮酒等，外界温度变化和过度吸烟亦可引起。呃逆频繁或持续24小时以上，称为难治性呃逆，多发生于某些疾病。

柿 蒂

药 材 档 案

【别名】柿钱、柿萼、柿丁、柿子把。

【来源】本品为柿树科植物柿的宿存花萼。

【性味归经】苦、涩，平。归胃经。

【功能主治】降气止呃。用于呃逆。

【用量用法】内服：5～10克，煎服。

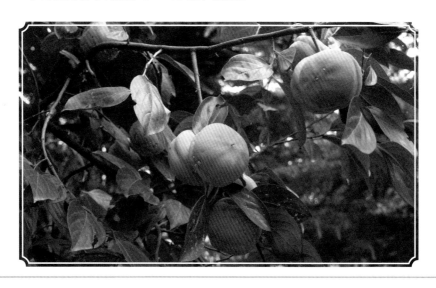

安神定志丸

【方歌】

> 安神定志朱龙齿，人参二茯远菖蒲，
> 服药蜜调能益气，心虚痰扰皆能除。

【方源】 《医学心悟》卷4："有风寒邪热传心，或暑热乘心，以致躁扰不安者，清之而神自定。有寒气在内而神不安者，温之而神自藏。有惊恐不安卧者，其人梦中惊跳怵惕是也，安神定志丸主之。"

【组成】 茯苓、茯神、人参、远志各30克，石菖蒲、龙齿各15克。

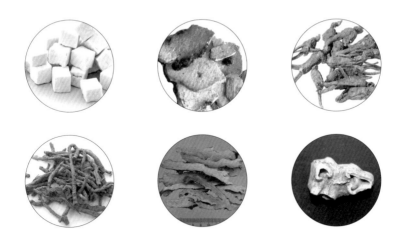

【用法】 上药研末，炼蜜为丸，朱砂为衣。每服6克，日2次。

【功用】 补心益志，镇惊安神。

【主治】 心胆气虚，易惊，心悸失眠，多梦，舌质淡，脉细弱。

【方义方解】 方中茯苓、人参、茯神补养心气，远志、石菖蒲开心气，交心肾，龙齿、朱砂镇心安神，合用有养心安神之效。本方为治心为主，交通心肾为辅的配伍方式。

【运用】

1. **辨证要点**　本方以易惊多梦、心悸气短、失眠健忘、舌质淡、脉细弱为辨证要点。

2. **加减变化**　方中加入酸枣仁、柏子仁，则养心安神作用更好；若用于治癫痫，痰多者宜加入胆南星、竹茹等涤痰之品。

3. **现代运用**　用于治疗神经衰弱以及老年性痴呆、精神分裂症等病症。

4. **注意事项**　若属神志昏迷，不应使用安神定志法，宜用开窍醒神法。

远　志

药材档案

【别名】葽绕、棘菀、蕀蒬、细草、小鸡腿、小鸡眼、小草根。

【来源】本品为远志科植物远志或卵叶远志的干燥根。

【性味归经】苦、辛，温。归心、肾、肺经。

【功能主治】安神益智，交通心肾，祛痰，消肿。用于心肾不交引起的失眠多梦、健忘惊悸、神志恍惚、咯痰不爽、疮疡肿毒、乳房肿痛。

【用量用法】内服：3 ~ 10 克，煎服。

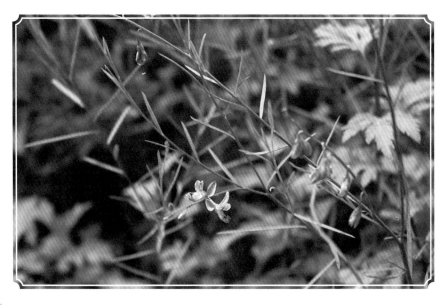

解语丹

【方歌】

> 解语丹中白附子，菖蒲远志麻蝎活，
> 南星豁痰香甘草，宣窍通络妙非常。

【方源】 《医学心悟》："风入心脾，言语謇涩，舌强不伸，涎唾溢盛，神内郁塞，心包闭滞，暴不能言。"

【组成】 白附子（炮）、石菖蒲、远志（去心，甘草水泡炒）、天麻、全蝎（去尾，甘草水洗）、羌活、胆南星各 30 克，木香 15 克。

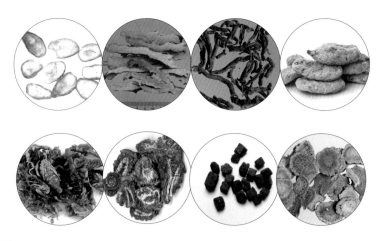

【用法】 共研细末，面糊为丸如桂圆大。每服 1 丸，薄荷汤送服，日服 2～3 次。现代多用作汤剂，水煎服，用量按原方酌减。

【功用】 祛风化痰。

【主治】 中风，痰阻廉泉，舌强不语。

【方义方解】 本方以白附子、胆南星息风化痰；石菖蒲引药入心，盖言为心声，此药直达清窍，引诸药直达病所；远志祛痰安神开窍；羌活妙在入督脉而疏肝气，通百脉，前人谓之能"治贼风失声不语，手足不遂，口面歪斜"；全蝎搜内外之风且止痉；木香调气行血；甘草调和诸药。诸药合用，共奏祛风化痰通络之效。

【运用】

1. **加减变化**　痰热偏盛者加全瓜蒌、竹茹、川贝母清化热痰；兼肝阳上亢，头晕头痛，面赤，苔黄舌红，脉弦劲有力者加钩藤、石决明、夏枯草平肝息风潜阳；咽干口燥者加天花粉、天冬养阴润燥；肢体偏枯不用者加黄芪、当归、山茱萸补肾益精。

2. **现代运用**　临床上可用于治疗脑血栓形成、脑梗死等所致之言语謇涩之证。

白附子

药材档案

【别名】剪刀草、野半夏、玉如意、犁头尖、野慈菇。

【来源】本品为天南星科植物独角莲的干燥块茎。

【性味归经】辛，温；有毒。归胃、肝经。

【功能主治】祛风痰，定惊搐，解毒散结，止痛。用于中风

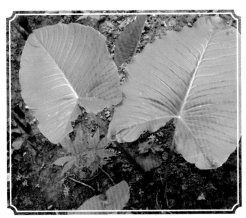

痰壅，口眼㖞斜，语言謇涩，惊风癫痫，破伤风，痰厥头痛，偏正头痛，瘰疬痰核，痈疽肿毒，毒蛇咬伤。

【用量用法】内服：3～6克，一般炮制后用。外用：生品适量，捣烂，熬膏或研末以酒调敷患处。

【注意事项】孕妇慎用；生品内服宜慎。

河车丸

【方源】 《医学心悟》卷4："虽有五脏之殊，而为痰涎则一，定痫丸主之。既愈之后，则用河车丸以断其根。"

【组成】 紫河车1具，茯苓、茯神、远志各30克，人参15克，丹参21克。

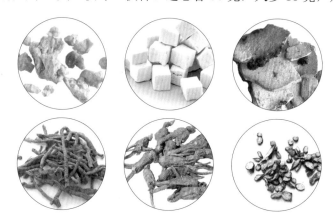

【用法】 将紫河车洗净焙干，与上药共研细末，炼蜜为丸。每日早晚各服9～15克。

【功用】 补血益气，养心安神。

【主治】 久痫久癫经常发作，气血大虚，面黄肌瘦。

【方义方解】 本方以血肉有情之品，大补元气，配以安神益气之药，补虚安神之功尤强，除可用于痫证癫疾之外，及内科杂病之虚劳证。

【方论精粹】

汪汝麟《证因方论集要》："河车本血气所生，大补气血为君。人参大补元气。茯神、丹参入心能定心神。茯苓能涤痰饮。远志交通心肾。盖气血充则精神旺。君火以明，相火以位，心阳不动，痰火自熄矣。"

加味桔梗汤

【方歌】

> 加味桔梗重桔梗，薏米贝母及橘红，
> 银花甘草葶苈子，清肺化痰排脓癰。

【方源】 《医学心悟》卷3："咳嗽吐脓血，咳引胸中痛，此肺内生毒也，名曰肺痈，加味桔梗汤主之。"

【组成】 桔梗（去芦）、白及、橘红、甜葶苈（微炒）各2.4克，甘草节、贝母各4.5克，薏苡仁、金银花各15克。

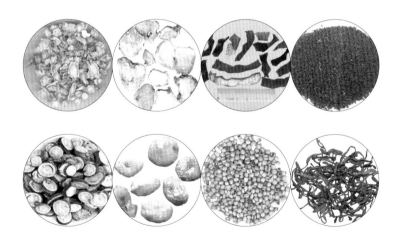

【用法】 水煎服。

【功用】 宣肺祛痰，化脓去壅。

【主治】 肺痈，咳多且吐脓血，咳致胸中痛。

【方义方解】 方中桔梗功能宣肺、祛痰、利咽、排脓；甘草重在润肺止咳，泻火解毒；金银花清热解毒，消痈散结；薏苡仁清热排脓，利湿健脾；白及收敛止血，消肿生肌；葶苈子泻肺降气，祛痰平喘，泄热逐邪；贝母清热化痰，降气止咳，散结消肿；橘红燥湿化痰，理气。诸药合用共奏清热解毒、祛痰止咳、排脓消痈散结之功。

【运用】

1. **辨证要点** 临床以咳吐大量脓痰，或如米粥，或痰血相兼，腥臭异常，胸中烦满而痛，身热，口渴喜饮，舌红苔黄腻，脉滑数为辨证要点。

2. **加减变化** 初起，加荆芥、防风各3克；溃后，加人参、黄芪各3克。

3. **注意事项** 痈后期，阴伤气耗者忌用。

白 及

药材档案

【别名】甘根、白给、白根、冰球子、羊角七、白乌儿头。

【来源】本品为兰科植物白及的干燥块茎。

【性味归经】苦、甘、涩，微寒。归肺、肝、胃经。

【功能主治】收敛止血，消肿生肌。用于痨嗽咳血，咯血，吐血，外伤出血，疮疡肿毒，皮肤皲裂。

【用量用法】内服：6～15克，煎服；或研末吞服，一次3～6克。外用：适量。

【注意事项】不宜与川乌、制川乌、草乌、制草乌、附子同用。

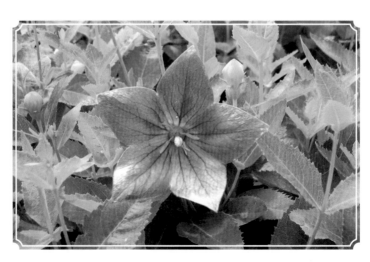

补天大造丸

【方歌】

补天参芪术苓山，酸枣远志杞龟甲，
地芍鹿归河车紫，培补阴阳有情擅。

【方源】 《医学心悟》卷3："补五脏虚损。凡病，邪之所凑，其气必虚。况由虚致病者乎？则补法为最要。《难经》云：损其肺者，益其气；损其心者，和其荣卫；损其脾者，调其饮食，适其寒温；损其肝者，缓其中；损其肾者，益其精。按法主之。"

【组成】 人参60克，黄芪（蜜炙）、白术（陈土蒸）各90克，当归（酒蒸）、酸枣仁（去壳炒）、远志（去心，甘草水泡炒）、白芍（酒炒）、山药（乳蒸）、茯苓（乳蒸）各45克，枸杞子（酒蒸）、大熟地黄（九蒸晒）各120克，紫河车（甘草水洗）1具，鹿角（熬膏）500克，龟甲（与鹿角同熬膏）240克。

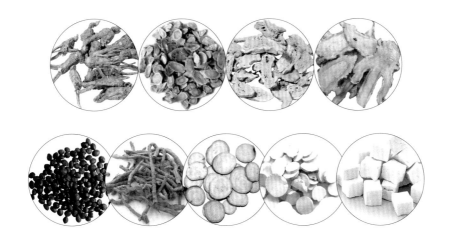

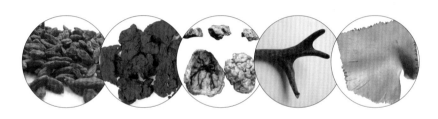

【用法】 以龟鹿胶和药，加炼蜜为丸。每早开水下 12 克。

【功用】 补五脏虚损。

【主治】 气血俱虚、肾精尤亏所致的各种病症。

【方义方解】 全方肺脾肾兼顾，阴阳双补。方中人参、黄芪、白术、山药、茯苓以补肺脾之气；白芍、地黄、当归、枸杞子、龟甲培补阴精以滋养阴血；鹿角胶、紫河车助真阳而填精髓；酸枣仁、远志敛阴止汗，宁心止悸。诸药合用，共其补气养血、补肾填精之功。

【运用】

1. **辨证要点** 临床以咳逆喘息少气，咯痰色白，或夹血丝，血色暗淡，潮热，自汗，盗汗，声嘶或失音，面浮肢肿，心慌，唇紫，肢冷，形寒，或见五更泄泻，口舌生糜，大肉尽脱，男子滑精、阳痿，女子经少、经闭，舌质淡或光嫩少津，脉微细而数，或虚大无力为辨证要点。

2. **加减变化** 阴虚内热甚者，加牡丹皮 60 克；阳虚内寒者，加肉桂 15 克。

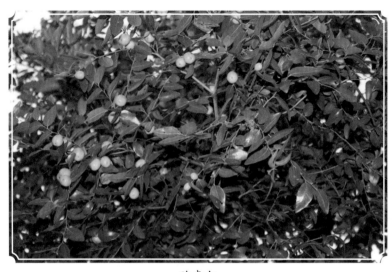

酸枣仁

团鱼丸

【方源】 《医学心悟》卷3："余见虚损之成，多由于吐血。吐血之因，多由于咳嗽，咳嗽之原，多起于风寒。仲景云：咳而喘息有音，甚则吐血者，用麻黄汤。东垣师其意，改用人参麻黄芍药汤可见咳嗽吐红之症，多由于外感者，不可不察也。余治外感咳嗽，用止嗽散加荆、防、苏梗以散之。散后肺虚，即用五味异功散，补脾土以生肺金。虚中挟邪，则用团鱼丸解之。"

【组成】 贝母（去心）、知母、前胡、柴胡、杏仁（去皮尖及双仁者）各12克，大团鱼（重360克以上者，去肠）1个。

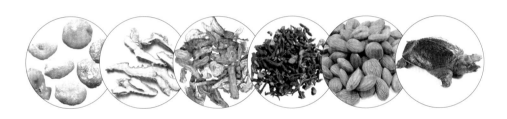

【用法】 上药与鱼煮熟，取肉连汁食之，将药渣焙干为末，用鱼骨汁70毫升，和药为丸，如桐子大。每服6克，麦冬汤下，日3服。

【功用】 宣肃肺气，化痰止咳。

【主治】 久咳不止，恐成劳瘵。

【方义方解】 本证属于久咳劳瘵，故方中用大团鱼即鳖，性味甘平，主补中益气，补诸不足。贝母化痰止咳，知母清热凉血，前胡、柴胡疏肝理气、化痰止咳，杏仁下气止咳。诸药同用，共起化痰止咳、清热养阴之功。

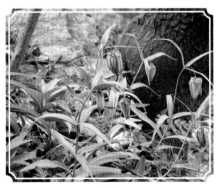

贝母

独行丸

【方源】《医学心悟》卷3："醉饱过度，或者恼怒，以致饮食填塞胸中，胃气不行，猝然昏倒，宜用橘红二两，生姜一两，炒盐一撮，煎汤，灌而吐之，次用神术散和之。其最甚者，胸高满闷，闭而不通，或牙关紧急，厥晕不醒，但心头温者，即以独行丸攻之，药即下咽，其人或吐或泻自应渐苏。若泻不止者，以冷粥汤饮之，即止。"

【组成】 大黄（酒炒）、巴豆（去壳，去油）、干姜各3克。

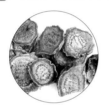 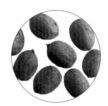 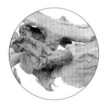

【用法】 研细，姜汁为丸，如黄豆大。每服5～7丸，用姜汤化下。若服后泻不止者，用冷粥汤饮之，即止。

【功用】 通腑攻下。

【主治】 中食至甚，胸高满闷，吐法不效，须用此药攻之。若昏晕不醒，四肢僵硬，但心头温者，抉齿灌之。

巴 豆

药材档案

【别名】巴果、巴米、刚子、江子、老阳子、双眼龙、猛子仁。

【来源】本品为大戟科常绿乔木植物巴豆的干燥成熟果实。

【性味归经】辛，热；有大毒。归胃、大肠经。

【用量用法】外用：适量，研末搽患处，或捣烂以纱布包擦患处。

【注意事项】孕妇禁用；不宜与牵牛子同用。生品不做内服。

三黄积术丸

【方源】《医学心悟》卷 3："消热食，除积滞，腹痛拒按，便闭溺赤，名曰阳结，宜用本方。若冷食所伤，宜用木香丸。若冷热互伤，须酌其所食冷热之多寡而并用之。此东垣法也。"

【组成】 黄芩（酒炒）30 克，黄连（酒炒）12 克，大黄（酒蒸）22.5 克，神曲（炒）、枳实（面炒）、白术（陈土炒）、陈皮各 15 克。

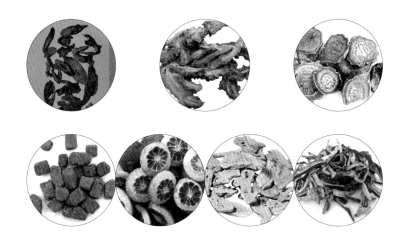

【用法】 荷叶煎水蒸饼为丸，如绿豆大，每服 4.5 克，或 6～9 克，量人虚实用。

【功用】 清热利湿，消胀除满。

【主治】 热食所伤，肚腹胀痛，并湿热胀满，大便干结。

【方义方解】 方中大黄苦寒泻下，攻积泻热，为君药。枳实行气导滞，消积除满；神曲消食化滞和胃，共助大黄攻积泻热；为臣药。黄芩、黄连苦寒清热燥湿而止痢；陈皮理气健脾；白术燥湿健脾，使攻积而不伤正；均为佐药。诸药合用，使食积去，湿化热清，则诸症自愈。

君	大黄	苦寒泻下，攻积泻热
臣	枳实	行气导滞，消积除满
	神曲	消食化滞和胃
佐	黄芩	苦寒清热燥湿而止痢
	黄连	
	陈皮	理气健脾
	白术	燥湿健脾，使攻积而不伤正

黄 连

药材档案

【别名】川连、尾连、姜连、萸连、川黄连、萸黄连。

【来源】本品为毛茛科多年生草本植物黄连、三角叶黄连的根茎。

【性味归经】苦，寒。归心、脾、胃、肝、胆、大肠经。

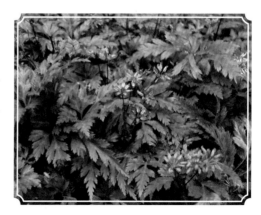

【功能主治】清热燥湿，泻火解毒。用于湿热痞满，呕吐吞酸，泻痢，黄疸，高热神昏，心火亢盛，心烦不寐，心悸不宁，血热吐衄，目赤，牙痛，消渴，痈肿疔疮；外治湿疹，湿疮，耳道流脓。酒黄连善清上焦火热。用于目赤，口疮。姜黄连清胃和胃止呕。用于寒热互结，湿热中阻，痞满呕吐。萸黄连舒肝和胃止呕。用于肝胃不和，呕吐吞酸。

【用量用法】内服：3～10克，煎服；入丸、散1～1.5克。外用：适量。炒用制其寒性，姜汁炒清胃止呕，酒炒清上焦火，吴茱萸炒清肝胆火。

【注意事项】苦寒易伤脾胃，故脾胃虚寒者慎用。

搐鼻散

【方源】《医学心悟》卷 3："治一切中风症,不省人事,用此吹鼻中,有嚏者生,无嚏者难治。"

【组成】细辛(去叶)、皂角(去皮弦)各 30 克,半夏(生用)15 克。

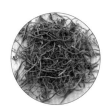 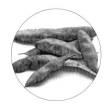 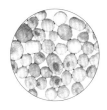

【用法】为极细末,瓷瓶收贮,勿泄气。临用吹 0.3 ~ 0.6 克入鼻孔中取嚏。

【功用】化痰开窍。

【主治】一切中风,不省人事。

【方义方解】本证属于痰阻关窍之中风症。故用皂角祛痰开窍,散结消肿,可用于中风口噤,昏迷不醒,癫痫痰盛,关窍不通,痰阻喉痹等痰涎壅盛、关窍阻闭之证;细辛辛温行散,芳香透达,研末吹鼻取嚏,有通关开窍醒神之功;半夏辛开散结,长于温化湿痰阻滞。三药合用,共奏豁痰开窍之功。

━━━━• 中医辞典——中风 •━━━━

中风,中医病名,有外风和内风之分,外风因感受外邪(风邪)所致,在《伤寒论》名曰中风(亦称桂枝汤证);内风属内伤病证,又称脑卒中、卒中等。现代一般称中风,多指内伤病症的类中风,多因气血逆乱、脑脉痹阻或血溢于脑所致。以突然昏仆、半身不遂、肢体麻木、舌謇不语、口舌㖞斜、偏身麻木等为主要表现的脑神疾病。并具有起病急、变化快、如风邪善行数变之特点的疾病。

三化汤

【方歌】

> 小承气汤黄朴枳，谵狂痞硬攻燥屎。
> 益羌活名三化汤，中风体实方堪使。

【方源】 《医学心悟》卷3："治中风入脏，热势极盛，闭结不通，便溺阻隔不行，乃风火相搏而为热风者，本方主之。设内有寒气，大便反硬，名曰阴结。阴结者，得和气暖日，寒冰自化，不可误用攻药，误即不能复救，慎之慎之。"

【组成】 厚朴（姜汁炒）、大黄（酒蒸）、枳实（面炒）、羌活各4.5克。

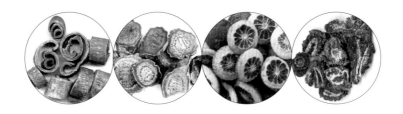

【用法】 水煎服。

【功用】 清热通腑。

【主治】 中风。

【方义方解】 最早把通腑法运用于治疗中风病的是金元时期张元素，他创立了三化汤药方。后来刘河间提出中风"内有便溺之阻格"者可用三化汤以及大承气汤、调胃承气汤治疗。

三化汤乃小承气汤加羌活而成。羌活在这不仅是祛风，重在升举清气，宣郁开窍，疏通经络。与小承气汤配伍，一升一降，一开一通，具有调和气机的作用。小承气汤不仅清热泻火、宽中行气，而且更具有降泄痰浊、通瘀导滞的奇异功能。用治脑血管疾病急性期，可使诸窍畅利，清升浊降，气顺血和而病趋愈。临床证实，该方具有明显降压作用。这是由于它的升降协调气机功能作用于降低颅内压增高的缘故。值得指出的是，玄府是神机运行通达的共同结构基础，是"精神、荣卫、血气、津液出入流行之纹理"，这可能是通腑法治疗中风病神志障碍的理论基础，是今后主要的研究方向之一。此外，刘河间谓："中腑者多兼中脏之证。"中风病多有神机不遂的病机，且中风病有特殊表现如感觉性失语、失用等，亦是神明失用的体现。因此，中风病不管中腑、中脏，还是缺血、出血，多需通腑和（或）开窍醒神，故三化汤通腑开通玄府作为中风病的基本治法应贯穿于其治疗的过程。

【方论精粹】

吴昆《医方考》："大黄、厚朴、枳实，小承气汤也。上焦满，治以厚朴；中焦满，破以枳实；下焦实，夺以大黄。用羌活者，不忘乎风也。服后二便微利，则三焦之气无所阻塞，而复其传化之职矣，故曰三化。此方唯实者可用，虚者勿妄与之；若实者不用，则又失乎通达之权，是当大寇而亡九伐之法矣，非安内之道也。"

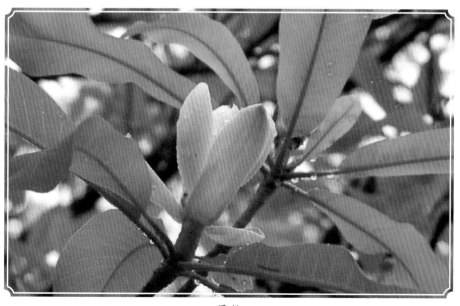

厚朴

百药煎散

【方源】《医学心悟》卷3:"百药煎散,治咽痛……为末,每服一钱,米饮调,食后细细咽之。"

【组成】百药煎15克,硼砂4.5克,甘草6克。

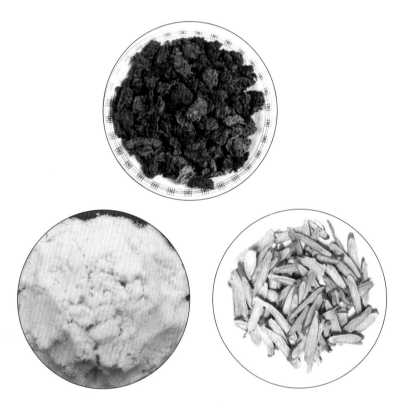

【用法】为末,每服3克,米饮调,食后细细咽之。

【功用】清热化痰,润肺利咽。

【主治】咽痛。

【方义方解】百药煎润肺化痰,生津止渴;硼砂清热解毒,散结利咽;甘草润肺解毒。三药相伍,有清热化痰、润肺利咽之功,适用于燥痰引起的咽喉疼痛。

驱虫丸

【方源】 《医学心悟》卷 3:"治传尸痨瘵,驱邪杀虫。瘵症之有虫,如树之有蠹,去其蠹而后培其根,则树木生长。劳症不去虫,而徒恃补养,未见其受益者。古法具在,不可废也。"

【组成】 明雄黄 30 克,芜荑、雷丸、鬼箭羽各 15 克,獭肝 1 具,丹参 45 克,麝香 0.75 克。

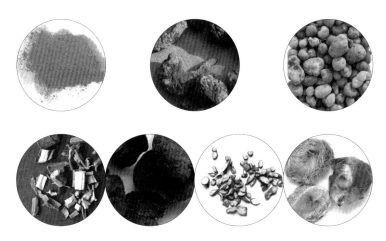

【用法】 炼蜜为丸,如梧桐子大。每服 10 丸,食后开水送下,日 3 次。

【功用】 驱邪杀虫。

【主治】 传尸痨瘵。

【方义方解】 本方中明雄黄可燥湿,祛风,杀虫,解毒;治疥癣,秃疮,痈疽,走马牙疳,缠腰蛇丹,破伤风,蛇虫螫伤,腋臭,臁疮,哮喘,喉痹,惊痫,痔瘘。芜荑可杀虫消积,主要用于虫积腹痛,小儿疳积;南方地区烧烟,可辟上岗瘴气。雷丸可杀虫,主要用于小儿疳积、虫疾腹痛等症。鬼箭羽可破血祛瘀,行血通经,散瘀止痛;用于月经不调,产后瘀血腹痛,跌打损伤,肿痛,风湿痹痛,及虫积腹痛等。獭肝可养阴、除热、止咳、止血、明目,适宜患有虚劳体弱、慢性气管炎、肺结核、支气管扩张、阴虚骨蒸、潮热盗汗、肺气不足、肺肾阴虚、咳嗽咯血、气短气喘、痔疮、夜盲、小儿疳眼等病症之人食用。丹参活血调经；麝香可开窍醒神，活血通经，止痛，催产。诸药合用，共起驱虫、活血养血、醒神之功。

———————— · 症名注释 · ————————

痨瘵是指具有传染性的慢性消耗性疾病，或称"肺痨"。类于肺结核病。

痨瘵据其临床特征，不难诊断，但应注意五痨之分。

⊙肺痨：令人短气，面肿，不闻香臭。

⊙肝痨：令人面目干黑，口苦，精神不守，恐惧，不能独卧，目视不明。

⊙心痨：令人忽喜忘，大便苦难，时或溏泻，口中生疮。

⊙脾痨：令人舌本苦直，不能咽唾。

⊙肾痨：令人背难以俛仰，小便黄赤，时有余沥，茎内痛，阴湿囊生疮，小腹满急。

雷 丸

药 材 档 案

【别名】竹苓、雷实、雷矢、竹铃芝、竹铃子。

【来源】本品为多孔菌科植物雷丸的干燥菌核。

【性味归经】微苦，寒。归胃、大肠经。

【功能主治】杀虫，消积。用于绦虫病，钩虫病，蛔虫病，虫积腹痛，小儿疳积。

【用量用法】内服：15～21克，宜入丸、散剂。驱绦虫每次12～18克，每日3次，饭后冷开水调服，连服3日。

【注意事项】不宜入煎剂。因本品含蛋白酶，加热60℃左右，即已破坏而失效，同时和酸作用也能破坏失效，而在碱性溶液中使用作用最强。虫积脾胃虚寒者慎用。

朴黄丸

【方源】《医学心悟》卷3："治痢疾初起，腹中实痛，不得手按，此有宿食也，宜下之。"

【组成】 陈皮、厚朴（姜汁炒）各360克，大黄（酒蒸）620克，广木香120克。

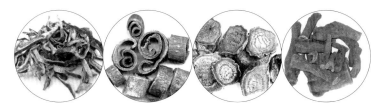

【用法】 荷叶水迭为丸，如绿豆大，每服9克，开水下，小儿3克。

【功用】 行气攻积导滞。

【主治】 痢疾初起，腹中实痛，不得手按，此有宿食地，宜下之。

【方论精粹】

汪汝麟《证因方论集要》："大黄味苦下泄，则闭者通。厚朴苦温，苦可以泄温，可以行。木香辛温益胃。陈皮苦辛调气。"

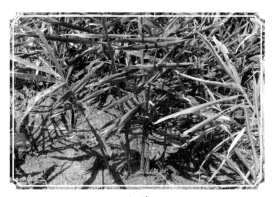

生姜

加味七神丸

【方源】《医学心悟》卷3："止肾泻如神。"

【组成】肉豆蔻（面裹煨）、吴茱萸（去梗、汤泡7次）、木香各30克，白术（陈土炒）120克，补骨脂（盐酒炒）、茯苓（蒸）、车前子（去壳、蒸）各60克。

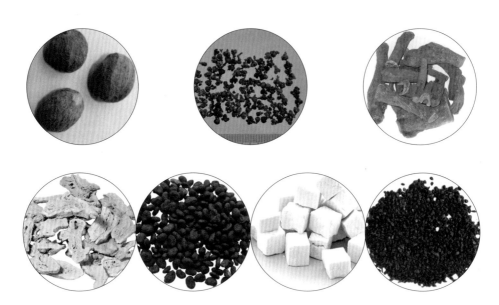

【用法】大枣煎汤迭为丸。每服9克，开水下。

【功用】温肾止泻。

【主治】肾泻。

【方义方解】本证属于肾泻证，故用补骨脂辛苦大温，能补相火以通君火，火旺乃能生土，故以为君；肉豆蔻辛温，能行气消食，暖胃固肠；吴茱萸辛热，除湿燥脾，能入少阴厥阴气分而补火；白术、茯苓苦甘补土；木香辛苦，功专调气散滞；车前子味甘渗湿治泻。盖久泻皆由肾命火衰，不能专责脾胃，故大补下焦元阳，使火旺土强，则能制水而不复妄行矣。诸药合用，共起清肺火，补肾水，纳气藏源，引火归原之效。

【方论精粹】

汪汝麟《证因方论集要》："此足少阴太阴药也。补骨脂辛苦大温,能补相火以通君火,火旺乃能生土,故以为君;肉豆蔻辛温,能行气消食,暖胃固肠;吴茱萸辛热,除湿燥脾,能入少阴厥阴气分而补火;白术、茯苓苦甘补土,所以防水;木香辛苦,功专调气散滞;车前子味甘渗湿治泻。盖久泻皆由肾命火衰,不能专责脾胃,故大补下焦元阳,使火旺土强,则能制水而不复妄行矣。"

肉豆蔻

药 材 档 案

【别名】肉叩、肉扣、肉蔻、肉果、玉果。

【来源】本品为肉豆蔻科高大乔木植物肉豆蔻的干燥种仁。

【性味归经】辛,温。归脾、胃、大肠经。

【功能主治】温中行气,涩肠止泻。用于脾胃虚寒,久泻不止,脘腹胀痛,食少呕吐。

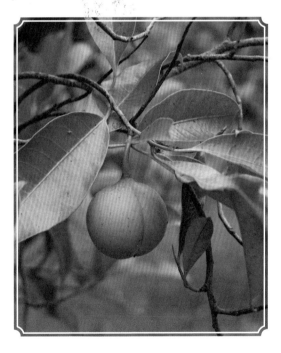

【用量用法】内服:3～10克,煎服;或入散剂,1.5～3克。

【注意事项】凡湿热泻痢者忌用。

手拈散

【方歌】

> 手拈散用延胡索，灵脂香附加没药，
> 活血理气热酒服，血积心痛可调和。

【方源】 《医学心悟》卷3："治气滞心痛。"

【组成】 延胡索（醋炒）、香附（酒炒）、五灵脂（去土，醋炒）、没药（箬上炙干）等份。

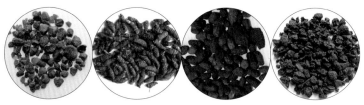

【用法】 共为细末，每服9克，热酒调下。

【功用】 活血化瘀，理气止痛。

【主治】 血积心痛。

【方义方解】 方中延胡索行气活血，长于止痛；五灵脂通利血脉，行血止痛；没药祛瘀止痛；香附疏肝解郁，理气宽中，调经止痛。故用于气滞血瘀所致的心痛有效。

【运用】

1. **辨证要点** 临床以瘀血积滞作痛、舌质黯红有瘀点、脉涩为辨证要点。

2. **加减变化** 血瘀陈久者，用红花1.5克，桃仁10粒，煎酒调下。

【方名释义】

"手拈"，用手取物。在此则指运用本方之后，通闭解结，犹如手到病除，表示治疗效果迅速，故名"手拈散"。

明目地黄丸

【方源】 《医学心悟》卷4：“治内障，隐涩畏光，细小沉陷。”

【组成】 生地黄（酒洗）500克，牛膝60克，麦冬180克，当归150克，枸杞子90克。

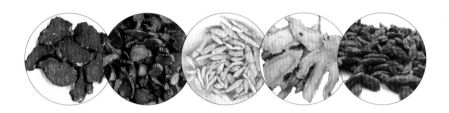

【用法】 用甘菊花240克熬膏，和炼蜜为丸，每服9克，开水下。

【功用】 养肝明目。

【主治】 内障，隐涩畏光，细小沉陷。

【方论精粹】

汪汝麟《证因方论集要》：“汪石来曰：‘内障无非肾水不足，肝血久虚。

生地、枸杞甘寒补水。当归、牛膝辛酸补肝。麦冬微苦清心泻热。’”

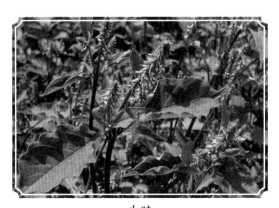

牛膝

蒺藜汤

【方源】《医学心悟》卷4："治暴赤肿痛。"

【组成】 白蒺藜（麸炒，去刺，研）4.5克，羌活、防风各2.1克，甘草（炙）1.5克，荆芥、赤芍各3克，葱白（连须用）2段。

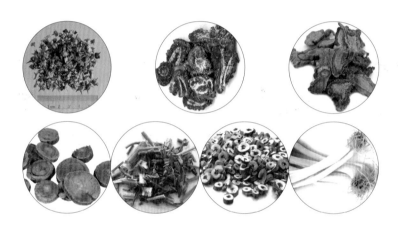

【用法】 水煎服。若伤煎炒炙爆之物，加连翘、山楂、黄连；若伤酒，更加葛根。

【功用】 养肝疏风。

【主治】 目暴赤肿痛。

【方义方解】 本证属于风火相搏之目赤肿痛，故用白蒺藜平肝祛风，治疗风热而致的目赤肿痛，羌活、防风、荆芥、葱白疏散风邪，赤芍凉血养血，甘草调和诸药。诸药合用共奏散风泻火止痛之功。

【方论精粹】

汪汝麟《证因方论集要》："羌活、防风辛散风热。荆芥、蒺藜辛泄厥阴。赤芍散恶血。葱白通阳气。甘草以缓诸辛。"

· 临证提要 ·

目疾暴赤肿痛，畏日畏光，名曰外障，实证也。实者由于风热，实则散风泻火，虚则滋水养阴。然散风之后，必继以养血，经曰：目得血而能视也。

蒺 藜

药 材 档 案

【别名】硬蒺藜、蒺骨子、刺蒺藜。

【来源】本品为蒺藜科植物蒺藜的干燥成熟果实。

【性味归经】辛、苦，微温；有小毒。归肝经。

【功能主治】平肝解郁，活血祛风，明目，止痒。用于头痛眩晕，胸胁胀痛，乳闭乳痈，目赤翳障，风疹瘙痒。

【用量用法】内服：6～10克，煎服。

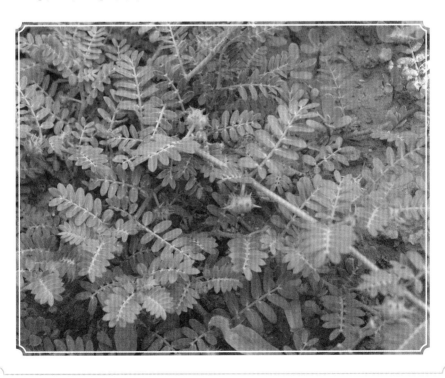

假苏散

【方源】 《医学心悟》卷3："三曰气淋，气滞不通，水道阻塞，脐下妨闷胀痛是也，假苏散主之。"

【组成】 荆芥、陈皮、香附、麦芽（炒）、瞿麦、木通、赤茯苓各等份。

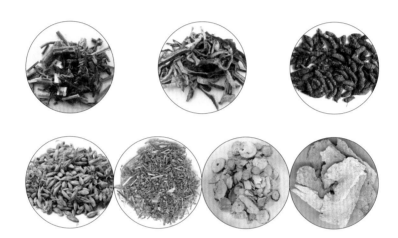

【用法】 为末，每服9克，开水下。

【功用】 利湿通淋，理气疏导。

【主治】 气淋。

【方义方解】 本证属于气滞水停之淋证，故用荆芥发表祛风除热，陈皮、香附、麦芽理气开郁，瞿麦、木通、赤茯苓清热利尿通淋，清心除烦。诸药共用，合奏行气利水通淋之功。

临证提要

淋者，小便频数，不得流通，溺已而痛是也。大抵由膀胱经湿热所致。然淋有六种：一曰石淋，二曰膏淋，三曰气淋，四曰血淋，五曰劳淋，六曰冷淋。气淋是由于气滞不通，水道阻塞，治以假苏散。

补阴丸

【方源】　《医学心悟》卷3："治肾气热，腰软无力，恐成骨痿。"

【组成】　熟地黄90克，牡丹皮、天冬、当归、枸杞子、牛膝、山药、女贞子、茯苓、龟甲、杜仲、续断各3.6克，人参、黄柏各15克。

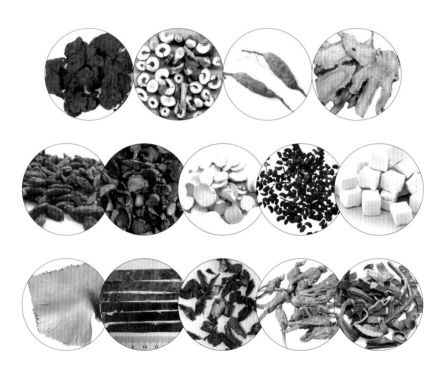

【用法】　石斛120克，熬膏，和炼蜜为丸。每早淡盐水下9克。

【功用】　滋肾补肝，强筋壮骨。

【主治】　肾气热，腰软无力，恐成骨痿。

【方义方解】

　　本证属于肾气热之骨痿。故重用熟地黄、龟甲滋阴潜阳，壮水制火，共为君药；当归、天冬、枸杞子、女贞子、杜仲、续断养阴生津，补肝肾；山药、茯苓、人参补气；黄柏、牡丹皮苦寒降火，抑阳养阴；牛膝引药下行。诸药合用共奏补肝肾、强筋骨之功。

【运用】

1. **辨证要点**　临床以阴虚火烁、髓减骨枯、腰软无力、便结溺赤、脉细数无力为辨证要点。

2. **加减变化**　肝肾亏虚日久，可加菟丝子、紫河车；舌紫黯或有瘀斑者，可加丹参等活血化瘀药物。

·中医辞典——骨痿·

属痿证之一，症见腰背酸软，难于直立，下肢痿弱无力，面色暗黑，牙齿干枯等。由大热灼伤阴液，或长期过劳，肾精亏损，肾火亢盛等，使骨枯而髓减所致。

菟丝子

药材档案

【别名】萝丝子、豆寄生、豆须子、巴钱天、黄鳝藤、金黄丝子。

【来源】本品为旋花科植物菟丝子的干燥成熟种子。

【性味归经】辛、甘，平。归肝、肾、脾经。

【功能主治】补益肝肾，固精缩尿，安胎，明目，止泻；

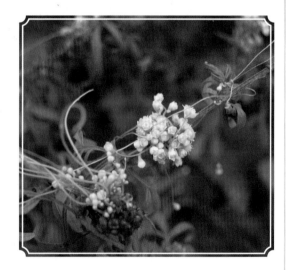

外用消风祛斑。用于肝肾不足，腰膝酸软，阳痿遗精，遗尿尿频，肾虚胎漏，胎动不安，目昏耳鸣，脾肾虚泻；外治白癜风。

【用量用法】内服：6~12克，煎服；或入丸、散。

【注意事项】阴虚火旺、大便燥结、小便短赤者不宜服用。

松枝酒

【方源】《医学心悟》卷 3:"治白虎历节风,走着疼痛,或如虫行,诸般风气。"

【组成】 松节、桑枝、桑寄生、钩藤、续断、天麻、金毛狗脊、虎骨、秦艽、青木香、海风藤、菊花、五加皮各 30 克,当归 90 克。

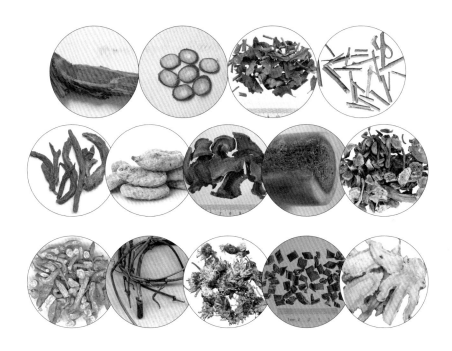

【用法】 用药 30 克,用生酒 1000 克,煮,退火 7 日,饮。痛专在下,加牛膝。

【功用】 祛风湿,壮筋骨。

【主治】 白虎历节风。

【方义方解】 本证属于风湿瘀血阻络证。故方中用松节可祛风燥湿,止痛,主要用于风寒湿痹,历节风痛,脚痹痿软,跌打伤痛。桑枝可清热,祛风,通络;本品善于祛风湿,通经络,达四肢,利关节,并可镇痛,无论风寒、风热均可用。桑寄生可补肝肾,强筋骨,祛风湿,安胎;主要用于腰膝酸痛,筋骨痿弱,肢体偏枯，风湿痹痛，头痛目眩，胎动不安，崩漏下血，常用于风湿痹痛，腰膝酸软，筋骨无力，崩漏经多，妊娠漏血，胎动不安，高血压等。钩藤清热，平肝，息风，定惊；续断可补益肝肾，强筋健骨，止血安胎，疗伤续折；天麻可平肝息风止痉，常用于治疗中风偏瘫、手足不遂、口眼㖞斜、肢体麻木、筋骨疼痛、风湿关节炎、用脑过度、神经衰弱、失眠、头痛、头晕、四肢拘挛、高血

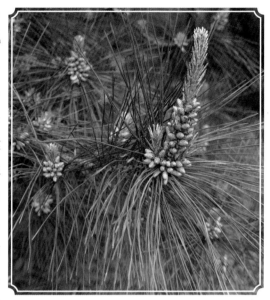

松节

脂、高血压、老年性痴呆、帕金森等病症；狗脊可祛风除湿，补肝肾，强筋骨，既有祛邪之力又具补益之功，对于腰痛脊强、不能俯仰、足膝软弱之症，无论是痹症日久还是肝肾亏虚均可应用；虎骨可固肾益精、强筋健骨、益智延年、舒筋活血、通血脉、强筋健骨；秦艽可祛风湿，舒筋络，清虚热，利湿退黄；青木香可行气，解毒，消肿；海风藤可祛风湿，通经络，理气；菊花可疏散风热，清肝明目，平肝阳，解毒；五加皮可祛风湿，补肝肾，强筋骨；当归可补血活血，调经止痛，润燥滑肠。诸药合用共奏祛风燥湿、活血通络、止痛之功。

【方论精粹】

汪汝麟《证因方论集要》："松节、桑枝，以治风湿；钩藤、菊花，以息内风；当归、秦艽，所谓治风先治血，血行风自灭；虎骨追风；天麻定风；狗脊益血强机关；续断补肝理筋骨；五加皮祛风而胜湿；海风藤、桑寄生和血脉而除痹痛；用木香所以调气也。"

调中散

【方源】 《医学心悟》卷3："通噎膈，开关和胃。"

【组成】 沙参、陈仓米（炒熟）各90克，荷叶（去筋净）、陈皮（浸，去白）、茯苓、川贝母（去心，黏米拌炒）、五谷虫（酒炒焦黄）各30克，丹参60克。

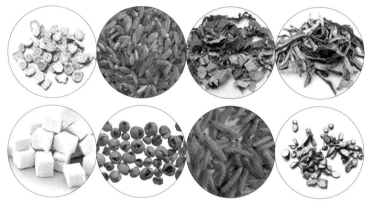

【用法】 上药共为细末。每次用米饮调下6克，每日3服。

【功用】 通噎膈，开关和胃。

【主治】 噎膈。

【方义方解】 本证属于痰气互结、阴虚脾虚之噎膈，故用沙参、贝母滋养肺胃，丹参、陈皮、茯苓理气化痰活血，陈仓米理脾助气、调胃止泻，荷叶、五谷虫祛湿、清热解毒、消积滞，全方共奏通噎膈、健脾和胃、清热祛湿之功。

【方论精粹】

汪汝麟《证因方论集要》："仲景云：'太阳膀胱嗽不止者，当加五味子、干姜。'王宇泰云：'三焦嗽者，用异功散。'刘守真因之，主调中散，以桂枝、干姜、五味开太阳，以参、术、炙草阖阳明，而独倍加桂枝，佐以当归、赤苓、炙草，是不独治三焦，意专重于荣养心阳，以安动掣，则咳泻自止。"

治痢散

【方源】 《医学心悟》卷3："专治痢疾初起之时，不论赤白皆效。"

【组成】 葛根、苦参（炒）、陈皮、陈松萝茶各500克，赤芍（酒炒）、麦芽（炒）、山楂（炒）各360克。

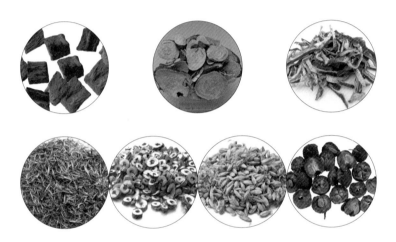

【用法】 上药研为细末。每服12克，水煎，连药末服下。小儿减半。

【功用】 化湿热，消食助运，调气行血。

【主治】 痢疾。

【方义方解】 方用葛根为君，鼓舞胃气上行；陈茶、苦参为臣，清湿热；麦芽、山楂为佐，消宿食；赤芍、陈皮为使，所谓"行血则便脓自愈，调气则后重自除"。诸药合用，共奏清热利湿、健脾消食之效。

程国彭从中焦气机升降立论，统领痢疾病机，深得李东垣脾胃理论之精髓。程国彭认为脾胃升清之气为邪气（积热、风寒、饮食生冷等）所伤，导致火热邪气不能随其性而向上舒伸，故逼迫于肠腑之间，与湿浊、宿食等积滞相搏，蕴结肠腑，是出现里急后重等临床表现的病机关键，也是贯穿痢疾发病过程的基本病理生理状态。因此，遣方用药时除了清化湿热、消食助运、调气行血等治法，还应注重鼓舞脾胃清阳之气上行，以恢复中焦气机升降，恢复脾胃生理功能，是体现扶正以驱邪这一治疗思想的重要法则。治痢散以"鼓舞胃气上行"之葛根为君药，兼顾清热燥湿、消食助运、调气行血以祛邪，因契合病机，故能"不论赤白皆效"。

君	葛根	鼓舞胃气上行
臣	陈茶 苦参	清湿热
佐	麦芽 山楂	消宿食
使	赤芍 陈皮	行血则便脓自愈，调气则后重自除

【方论精粹】

汪汝麟《证因方论集要》："方用葛根为君，鼓舞胃气上行也。陈茶、苦参为臣，清湿热也。麦芽、山楂为佐，消宿食也。赤芍、陈皮为使，所谓行血则便脓自愈，调气则后重自除也。加黄连者，厚肠胃也。"

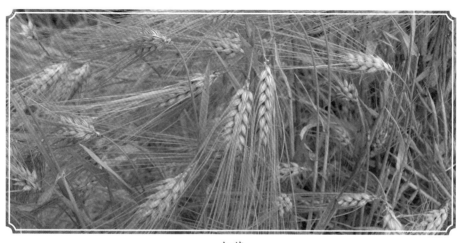

麦芽

开噤散

【方歌】

> 开噤菖蒲苓二参，荷叶陈皮冬瓜仁，
> 陈米黄连石莲子，噤口痢疾此方寻。

【方源】 《医学心悟》卷3："开噤散，治呕逆食不入，书云：食不得入，是有火也，故用黄连。痢而不食，则气益虚，故加人参。虚人久痢，并用此法。人参、川黄连（姜水炒）各五分，石菖蒲（不见铁）七分，丹参三钱，石莲子（去壳，即建莲中有黑壳者）、茯苓、陈皮、陈米一撮、冬瓜仁（去壳）各一钱五分，荷叶蒂二个。水煎服。"

【组成】 人参、黄连（姜水炒）各2克，石菖蒲3克，丹参9克，石莲子（去壳）、茯苓、陈皮、冬瓜仁各5克，陈仓米1撮，荷蒂2个。

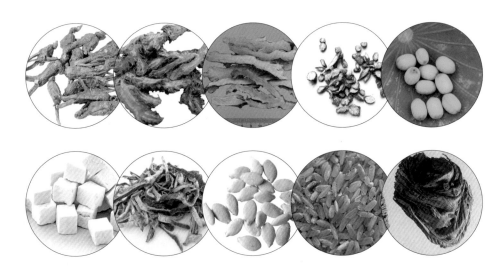

【用法】 水煎服。

【功用】 泄热和胃，化湿开噤。

【**主治**】 噤口痢属湿热蕴结者。

【**方义方解**】 凡患痢疾而见饮食不进，或呕逆不能食者，称之为"噤口痢"。多由湿热毒邪蕴结肠中，毒盛而伤害胃气，胃阴受劫；或因久病脾胃两伤，胃失和降，输化无力，气机阻塞所致。方中黄连、石菖蒲、茯苓、冬瓜子苦辛通降，泄热化湿；陈皮、陈仓米、石莲子、荷叶蒂健脾化湿和胃，开噤升清；人参、丹参益气活血祛瘀。诸药合用，共奏泄热和胃、化湿开噤之功。

【**运用**】

1. **辨证要点** 临床以下痢赤白、脘闷、呕恶、不食、口气秽臭、舌红苔黄腻、脉滑数为辨证要点。

2. **加减变化** 下痢赤多白少，热盛者，加白头翁、黄柏清热解毒，凉血止痢；气滞甚而见里急后重者，加木香、槟榔理气化滞；下痢无度，饮食不进，肢厥脉微者，当急服独参汤或参附汤回阳固脱。

3. **现代运用** 常用于细菌性痢疾、阿米巴痢疾属湿热而饮食不进者。

【**方论精粹**】

1. 巫君玉等《巫君玉瓣杏医谈》："噤口痢：干呕不止，胃气渐虚，舌淡苔少，面色渐淡，热势或轻或无，或午后潮热，用开噤散（人参、黄连、石菖蒲、丹参、石莲子、茯苓、陈皮、冬瓜皮、陈米、荷叶蒂）。"

2. 汪济《易记易诵中医三字经》："毒攻胃。噤口接；开噤散，加减诀。噤口痢则饮食不进，下痢呕吐，治宜开噤散去人参、石莲子，加大黄、半夏。"

3. 汪汝麟《证因方论集要》："书云：'食不得入，是有火也。'大肠为庚金之府，心火乘之则津液化成脓血，痛而下痢矣。主以黄连，寒以清火，苦以泄热。人参、陈米益气苏胃。肠胃属手足阳明经，石菖蒲辛温为阳，阳充则肠胃温也。石莲子甘平益脾。荷叶蒂芳香，升发胃中阳气。茯苓、陈皮和中。丹参气寒则清热，味苦则燥湿。冬瓜子甘平，主疗肠毒。"

加减小柴胡汤

【方源】 《医学心悟》卷3："治疟症之通剂，须按加减法主之。"

【组成】 柴胡、秦艽、赤芍各3克，甘草1.5克，陈皮4.5克。

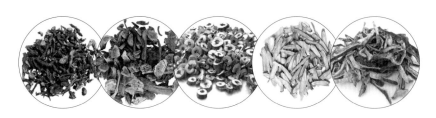

【用法】 水煎服。

【功用】 和解少阳。

【主治】 疟疾。

【方义方解】 方中柴胡苦平，入肝胆经，透解邪热，疏达经气；甘草、陈皮辛甘和阳；赤芍酸寒和阴；秦艽主寒热邪气。

【运用】

1. **辨证要点** 临床以往来寒热、胸胁苦满、默默不欲饮食、心烦喜呕、口苦、咽干、目眩、舌苔薄白、脉弦为辨证要点。

2. **加减变化** 热多者，加黄芩3克；寒多者，加黑姜1.5克；口渴甚者加知母3克，贝母4.5克；呕恶，加半夏、茯苓各3克，砂仁2.1克，生姜2片；汗少者加荆芥3克，川芎五钱；汗多者，去秦艽，减柴胡一半，加人参3克，白术4.5克；饮食停滞，胸膈饱闷，加麦芽、神曲、山楂、厚朴各3克；如欲止之，加白蔻仁2.4克，鳖甲（醋炙）6克，更另用止疟丹一、二丸截之，神效；若体虚气弱，加人参、黄芪、白术各6克，当归、茯苓各3克；久病成疟母，加白术3克，木香、枳实各1.5克，鳖甲6克。

3. **现代运用** 常用于治疗感冒、流行性感冒、疟疾、慢性肝炎、肝硬化、急慢性胆囊炎、胆结石、急性胰腺炎、胸膜炎、中耳炎等属胆胃不和者。

【**方论精粹**】

汪汝麟《证因方论集要》："柴胡，少阳引经药。甘草、陈皮辛甘和阳。赤芍酸寒和阴。秦艽主寒热邪气。此推广仲景之意也。"

柴　胡

药材档案

【别名】地熏、茈胡、山菜、茹草、柴草。

【来源】本品为伞形科植物柴胡(北柴胡)或狭叶柴胡(南柴胡)的干燥根。

【性味归经】辛、苦，微寒。归肝、胆、肺经。

【功能主治】疏散退热，疏肝解郁，升举阳气。用于感冒发热，寒热往来，胸胁胀痛，月经不调，子宫脱垂，脱肛。

【用量用法】内服：3～10克，煎服。退热宜用生品，舒肝解郁用醋制品。

【注意事项】肝阳上亢、肝风内动、阴虚火旺、气机上逆者慎用。

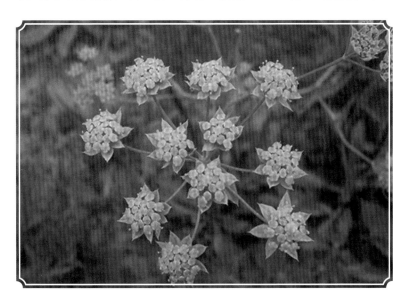

加味甘桔汤

【方源】 《医学心悟》卷3："夫外感之喘，多出于肺，内伤之喘，未有不由于肾者。经云：诸痿喘呕，皆属于下。定喘之法，当于肾经责其真水、真火之不足而主之。如或脾气大虚，则以人参、白术为主。参、术补脾土以生肺金，金旺则能生水，乃隔二、隔三之治也。更有哮症与喘相似，呀呷不已，喘息有音，此表寒束其内热，致成斯疾，加味甘桔汤主之，止嗽散亦佳。"

【组成】 甘草1.5克，桔梗、川贝母、百部、白前、橘红、茯苓、旋覆花各4.5克。

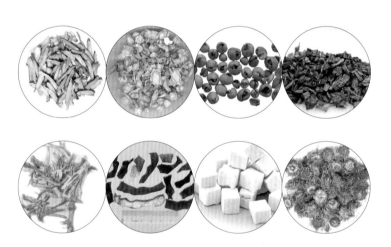

【用法】 水煎服。

【功用】 止咳化痰，降逆定喘。

【主治】 表寒束其内热，致发哮证，呀呷不已，喘息有音者。

【方义方解】 本证属于痰盛气逆之哮喘，故方中用甘草、桔梗宣肺化痰，共为君药；川贝母、百部、白前、橘红理气化痰，茯苓健脾利湿，旋覆花降气理气。诸药合用共奏止咳化痰、降逆定喘之功。

汪汝麟《证因方论集要》："甘、桔以开肺郁。橘红、茯苓以利肺气。旋覆咸降。川贝母甘润。百部清肺热。白前通肺窍。此手太阴药也。"

白 前

药材档案

【别名】石蓝、嗽药、水杨柳、草白前、鹅白前、白马虎。

【来源】本品为萝科植物柳叶白前或芫花叶白前的干燥根茎及根。

【性味归经】辛、苦，微温。归肺经。

【功能主治】降气，消痰，止咳。用于肺气壅实，咳嗽痰多，胸满喘急。

【用量用法】内服：3 ~ 10克，煎服。

【注意事项】咳喘属气虚不归元者，不宜应用。

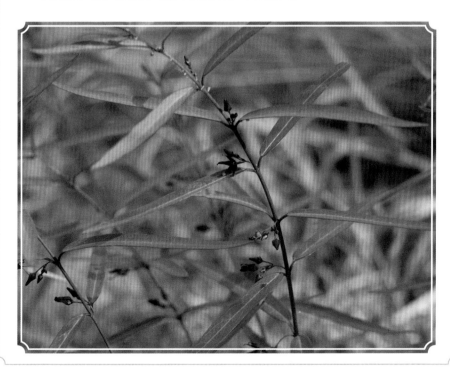

治疫清凉散

【方源】 《医学心悟》卷3："疫论已见首卷,分来路两条,去路三条,治法五条,详且尽矣。大法,天行之气,从经络入,其证头痛发热,宜微散,香苏散散之。病气传染,从口鼻入,其证呕恶胸满,宜解秽神术散和之。若两路之邪,归并于里,腹胀满闷,谵语发狂,唇焦口渴者,治疫清凉散清之。"

【组成】 秦艽、赤芍、知母、贝母、连翘各3克,荷叶2克,丹参15克,柴胡4.5克,人中黄6克。

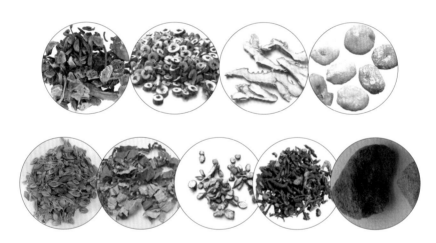

【用法】 水煎服。

【主治】 疫疠邪并于里,腹胀满闷,谵语发狂,唇焦口渴者。

【运用】

1. **加减变化** 如伤食胸满,加麦芽、山楂、莱菔子、陈皮;胁下痞,加鳖甲、枳壳;昏愦谵语,加黄连;热甚大渴,加石膏、天花粉、人参;便闭不通,腹中胀痛者,加大黄下之;虚人自汗多,倍加人参;津液枯少,加麦冬、生地黄。

2. **注意事项** 时行寒疾忌用。

【方论精粹】

汪汝麟《证因方论集要》："人中黄甘寒入胃，能解五脏实热。柴胡、秦艽撤寒热邪气。知母、贝母存津液，以杜劫灼。丹参、赤芍和营。连翘泻火。荷叶升发胃气。"

连 翘

药 材 档 案

【别名】连壳、青翘、落翘、黄花条、黄奇丹。

【来源】本品为木犀科落叶灌木植物连翘的干燥果实。

【性味归经】苦，微寒。归肺、心、小肠经。

【功能主治】清热解毒，消肿散结，疏散风热。用于痈疽，瘰疬，乳痈，丹毒，风热感冒，温病初起，温热入营，高热烦渴，神昏发斑，热淋涩痛。

【用量用法】内服：6 ~ 15 克，煎服。

【注意事项】脾胃虚寒及气虚脓清者不宜用。

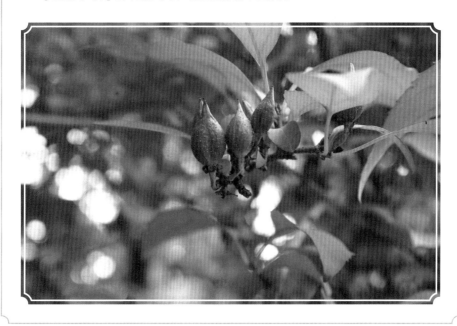

犀角大青汤

【方源】 《医学心悟》卷2："治斑出已盛，心烦大热，错语呻吟，不得眠，或咽痛不利。"

【组成】 犀角屑（水牛角代）、大青、元参、甘草、升麻、黄连、黄芩、黄柏、栀子各4.5克。

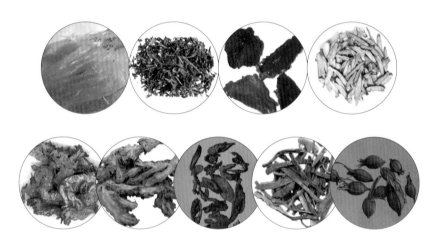

【用法】 水煎服。

【功用】 清热解毒，凉血化斑。

【主治】 伤寒。

【方义方解】 本证属于毒热入血之斑证。故犀角屑（水牛角代）、大青合用，清心凉血解毒；三黄与栀子合用，清热泻火解毒；玄参清热解毒养阴，升麻透疹解毒；甘草清热解毒，调和诸药。诸药合用，共奏清心泻火、凉血解毒之功。

• 临证提要 •

凡发斑有四症，一曰伤寒，二曰温毒，三曰时气，四曰阴证。伤寒发斑者，盖因当汗不汗，当下不下，或妄投热药，以致热毒蕴结，发为斑疹，《千金方》

云：红赤者胃热，紫赤者热甚，紫黑者胃烂也。凡斑既出，须得脉洪大有力，身温，足暖为顺；若脉沉小，足冷，元气弱者，为逆候也。凡治斑症，不宜发汗，汗之则增斑烂。又不宜早下，下早则斑毒内陷。如脉洪数，热甚烦渴者，用犀角大青汤以清之。温毒发斑者，冬应寒而反温，或冬令感寒，春夏之交，发为温热之病，热毒蕴蓄，发为斑也。犀角大青汤主之。时气发斑者，天时不正之气也，人感之或憎寒壮热，发为斑疹。斑出于胃，犀角大青汤以清之。

大青

药材档案

【别名】蓝菜、蓝叶、菘蓝叶、靛青叶、板蓝根叶。

【来源】本品为十字花科植物菘蓝的干燥叶。

【性味归经】苦，寒。归心、胃经。

【功能主治】清热解毒，凉血消斑。用于温病高热神昏，发斑发疹，痄腮，喉痹，丹毒，痈疮肿毒。

【用量用法】内服：9 ~ 15克，鲜品30 ~ 60克，煎服。外用：适量。

【注意事项】脾胃虚寒者忌用。

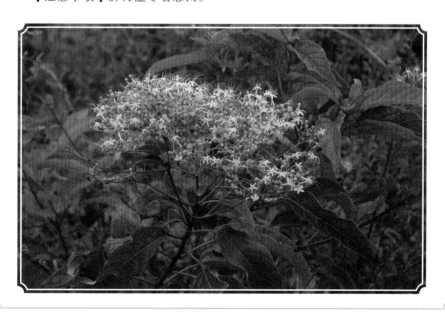

虎潜丸

【方源】《医学心悟》卷2："痿，大症也。诸痿生于肺热。经云：五脏因肺热叶焦，发为痿。肺气热，则皮毛先痿而为肺鸣。心气热，则脉痿，胫纵不任地。肝气热，则筋痿，口苦而痉挛。脾气热，则肉痿肌肤不仁。肾气热，则骨痿，腰脊不举。丹溪治法：泻南方，补北方。泻南方，则肺金不受刑，补北方则心火自下降，俾西方清肃之令下行，庶肺气转清，筋脉骨肉之间，湿热渐消而痿可愈也。然经云：治痿独取阳明，何也？盖阳明为脏腑之海，主润宗筋，宗筋主束骨而利机关也，阳明虚，则宗筋纵，带脉不引，故足痿不用也。由前论之，则曰五脏有热，由后论之，则曰阳明之虚，二说似异而实同。盖阳明胃属湿土，土虚而感寒热之化，则母病传子，肺金受伤，而痿症作矣。是以治痿独取阳明也。取阳明者，所以祛其湿。泻南补北者，所以清其热。治痿之法，不外补中祛湿、养阴清热而已矣。"

【组成】 龟甲120克，杜仲、熟地黄各90克，黄柏（炒褐色）、知母各15克，牛膝、白芍、虎骨（白狗骨代，酒炙酥）、当归各60克，陈皮12克，干姜6克。

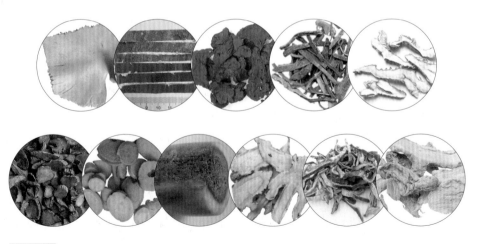

【用法】 为末，酒糊丸。每服6克，淡盐水下。加人参30克，尤妙。

【功用】 养血荣筋，强筋壮骨。

【主治】 痿证属肝肾虚热者。

【方义方解】 本证属于肝肾不足，阴虚内热之痿证。故方中用熟地黄、龟甲、杜仲、黄柏、知母滋补肝肾之阴，起清降虚火之功，用于肝肾阴虚火旺证；白狗骨、当归、白芍、干姜、陈皮补血养肝之力较佳，并有很好的强筋壮骨作用，且补而不滞；牛膝引药下行。诸药合用共奏养血荣筋、强筋壮骨之功，本方为治痿证的常用方。

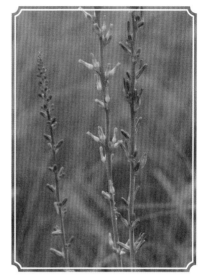

知母

【方论精粹】

汪汝麟《证因方论集要》："黄柏、知母、熟地所以壮肾水而滋阴。当归、白芍、牛膝所以补肝虚而养血。牛膝又能引诸药下行，以壮筋骨，盖肝肾同一治也。龟得阴气最厚，故以补阴而为君。虎得阴气最强，故以健骨而为佐，用胫骨者，其气力皆在前胫，故用以入足，从其类也。琐阳益精壮阳，养筋润燥。然数者皆血药，故又加陈皮以利气，加干姜以通阳，羊肉甘热属火而大补，亦以味补精，以形补形之义，使气血交通，阴阳相济也。名虎潜者，虎，阴类，潜，藏也。盖补阴所以补阳也。丹溪加干姜、白术、茯苓、甘草、五味子、菟丝子、紫河车名补益丸，治痿。一方加龙骨，名龙虎济阴丹，治遗泄。王晋三曰：'虎，阴兽。潜，伏藏也。脏阴不藏，内热生痿者，就本脏分理以伏藏其阴也。故用龟甲为君，专通任脉，使其肩任三阴。臣以虎骨息肝风。丸以羊肉补精髓。三者皆有情之品，能恋失守之阴。佐以地黄味苦补肾，当归味辛补肝。使以牛膝行血，陈皮利气，芍药约阴下潜，知、柏苦以坚之，琐阳涩以固之，其阴气自然伏藏而内守矣。'"

槟榔散

【方源】 《医学心悟》卷3："脚气者,脚下肿痛,即痹症之类也。因其痛专在脚,故以脚气名之。其肿者,名湿脚气;不肿者,名干脚气。湿脚气,水气胜也,槟榔散主之。"

【组成】 槟榔、牛膝、防己、独活、秦艽各3克,青木香、天麻、赤芍各2.4克,桑枝6克,当归1.5克。

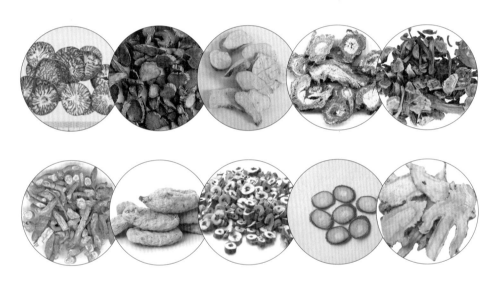

【用法】 水煎服。

【功用】 祛风除湿,活血通络。

【主治】 脚气谓之壅疾,不宜骤补。

【方义方解】 本证属于气滞水湿之脚气证,故用槟榔既能利水,又能行气,气行则助水运,用治湿脚气肿痛,为君药。牛膝、防己、独活、桑枝、天麻合用,祛风除湿,除痹止痛,消除下肢水肿,治疗关节屈伸不利;青木香行气止痛,当归、赤芍活血止痛。诸药合用共奏利水祛湿、行气止痛之功。

【方论精粹】

汪汝麟《证因方论集要》："肿属湿脚气，有以湿胜者。槟榔攻坚利水，坠诸药下行。防己行水疗风，泻下焦之湿热。木香调气。当归和血。经曰'风能胜湿'，桑枝、独活、秦艽、天麻祛风。牛膝益肝肾。赤芍泻肝火。则湿热除而肿痛消矣。"

槟榔

药材档案

【别名】仁频、宾门、槟榔玉、白槟榔、橄榄子、槟榔子、大腹槟榔、宾门药饯。

【来源】本品为棕榈科常绿乔木植物槟榔的成熟种子。

【性味归经】苦、辛，温。归胃、大肠经。

【功能主治】驱虫消积，行气利水，截疟。用于绦虫病、蛔虫病，姜片虫病，虫积腹痛，积滞泻痢，里急后重，水肿脚气，疟疾。

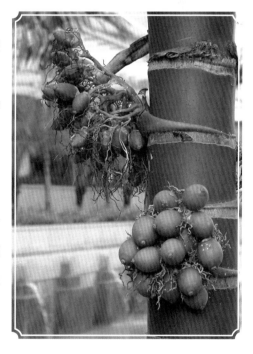

【用量用法】内服：3～10克，煎服。单用驱杀绦虫、姜片虫时，可用至60～120克，或入丸、散。外用：适量，煎水洗或研末调。

【注意事项】脾虚便溏或气虚下陷者当忌用。

白散

【方歌】

> 巴豆熬来研似脂，只需一分守成规，
> 定加桔贝均三分，寒实结胸细辨医。

【方源】 《医学心悟》卷2："治寒实结胸，无热证者。此寒痰积食结于胸中，故用此方，亦救急之良法。"

【组成】 桔梗、贝母各9克，巴豆（去皮，心，熬黑，研如脂）0.3克。

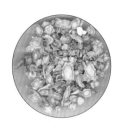
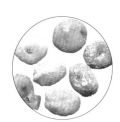
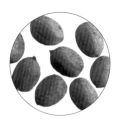

【用法】 上两味为末，纳巴豆，更于臼中杵之，以白饮和匀。分2服，病在膈上必吐，在膈下必利。如不利，进热粥1杯。若利不止，进冷粥1杯，即止。

【功用】 除痰开结，攻寒逐水，涌吐实痰，泻下寒积。

【主治】 寒实结胸，无热证者。

【方义方解】 方以巴豆之辛热，温通寒实，攻逐痰水；贝母涤痰散结，桔梗开泄肺闭。全方药性峻猛，巴豆辛热有毒，攻泻甚烈，且能催吐，故病势偏上者，邪实因吐而减；病势偏下者，邪结因利而解。

【方论精粹】

1. 吴昆《医方考》："此证或由表解里热之时，过食冷物，故令寒实结胸，然必无热证者为是。桔梗、贝母之苦，用之以下气；巴豆之辛，用之以去实。又曰：病在膈上则吐，病在膈下则利，此桔、贝主上，巴豆主下之意。服后不行者，益以温汤；行之过多者，止以凉粥。"

2. 吴谦等《医宗金鉴》："是方也，治寒实水结胸证，极峻之药也。君以巴豆，极辛极烈，攻寒逐水，斩关夺门，所到之处，无不破也；佐以贝母，开胸之结；使以桔梗，为之舟楫，载巴豆搜逐胸邪，悉尽无余。然唯知任毒以攻邪，不量强羸，鲜能善其后也，故羸者减之。"

桔 梗

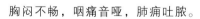

药 材 档 案

【别名】白药、梗草、卢茹、苦梗、大药、苦菜根。

【来源】本品为桔梗科植物桔梗的干燥根。

【性味归经】苦、辛，平。归肺经。

【功能主治】宣肺化痰，利咽，排脓。用于咳嗽痰多，胸闷不畅，咽痛音哑，肺痈吐脓。

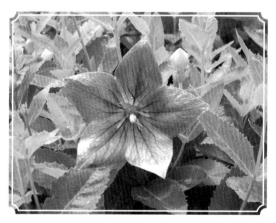

【用量用法】内服：3～10克，煎服。

【注意事项】凡阴虚久咳及有咯血倾向者均不宜用。

通音煎

【方源】《医学心悟》卷3："治音哑。"

【组成】白蜜500克,川贝母（去心,为末）30克,款冬花（去梗为末）60克,胡桃肉（去衣研烂）360克。

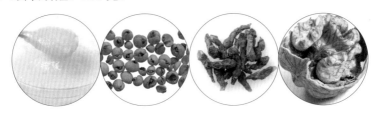

【用法】将川贝母、款冬花为末,4味和匀,饭上蒸熟。开水送服。

【功用】补益肺肾,化痰清音。

【主治】音哑。

【方义方解】

方中白蜜润肺,胡桃肉补肾助肾,川贝母、款冬花化痰清音。

川贝母

药材档案

【别名】川贝、青贝、松贝、炉贝。

【来源】本品为百合科植物川贝母、暗紫贝母、甘肃贝母、棱砂贝母、太白贝母或瓦布贝母的干燥鳞茎。按性状不同分别习称"松贝""青贝""炉贝"和"栽培品"。

【性味归经】苦、甘,微寒。归肺、心经。

【功能主治】清热润肺,化痰止咳,散结消痈。用于肺热燥咳,干咳少痰,阴虚劳嗽,咯痰带血,瘰疬,喉痹,乳痈,肺痈。

【用量用法】内服:3～10克,煎服;或研末冲服,一次1～2克。

【注意事项】不宜与川乌、制川乌、草乌、制草乌、附子同用。

独活汤

【方源】 《医学心悟》卷3："治肾虚兼受风寒湿气。"

【组成】 独活、桑寄生、防风、秦艽、威灵仙、牛膝、茯苓各3克，桂心1.5克，细辛、炙甘草各0.9克，当归、金毛狗脊各6克。

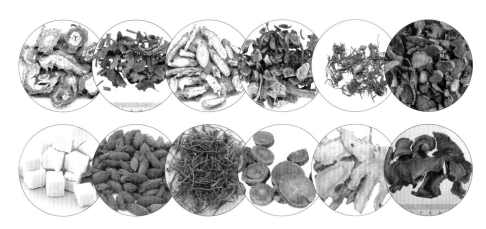

【用法】 生姜二片，水煎服。久腰痛，必用官桂开之，方止。寒甚者，更加附子。但有湿热，则二者皆不宜用。

【功用】 祛湿散寒。

【主治】 腰痛。

【方义方解】 本证属于寒湿腰疼，故用独活入足少阴肾经，祛风寒，通血脉；秦艽、防风、威灵仙疏经升阳，祛风化湿；桑寄生、牛膝、狗脊补肝肾，强筋骨；当归补血；细辛、桂心散寒；茯苓、生姜祛湿；甘草调和诸药。全方共奏祛湿散寒止痛之功。

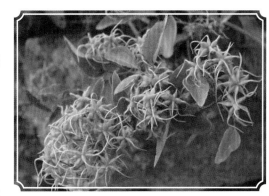

威灵仙

稀涎散

【方源】 《医学心悟》。

【组成】 巴豆6枚，牙皂9克（切），明矾30克。

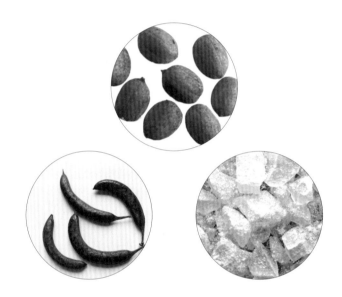

【用法】 先将矾化开，却入2味搅匀，待矾枯为末。每用0.9克吹喉中。痰盛者灯心汤下1.5克，在喉即吐，在膈即下。

【功用】 涌吐，导下。

【主治】 中风口噤，并治单蛾、双蛾。

【方义方解】 巴豆通关窍、逐痰；皂角之辛利，能破结气；白矾之咸苦，能涌稠涎。

加味甘桔汤

【方源】　《医学心悟》卷4："咽喉痹痛，法当散之、清之，加味甘桔汤主之……咽喉肿痛胀塞，红丝缠绕，故名缠喉风，其症口吐涎沫，食物难入，甚则肿达于外，头如蛇缠。先用黄蓖汁调元明粉少许，灌喉中，搅去其痰，次用蜜水润之。若蓖汁不能拔痰，则用土牛膝，连根捣烂，和酸醋灌之。如或顽痰胶固，吐仍不出，咽喉胀闭不通，滴水难入者，则用解毒雄黄丸，极酸醋磨下七丸，自然得吐而通。既通，可用牛黄清心丸，加味甘桔汤……喉舌之间，暴发暴肿，转肿转大，名曰走马喉风，又名飞疡。不急治，即杀人。用小刀点出血，淡盐汤洗之，吹以冰片散，仍服加味甘桔汤，加金银花一、二两……硬舌根而烂两傍，急服加味甘桔汤，吹以冰片散，缓则不救……悬痈生于上，形如紫李，此脾经蕴热所致，不急治，恐毒气上攻脑，则不可救，宜用银针针破痈头，用盐汤搅净瘀血，然后吹以冰片散，仍服加味甘桔汤。"

【组成】　炙甘草9克，桔梗、荆芥、炒牛蒡子、贝母各4.5克，薄荷0.9克。

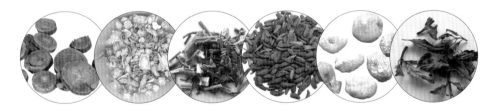

【用法】　水煎服。若内热甚，或饮食到口即吐，加黄连3克；若口渴，唇焦舌燥，便闭溺赤，更加黄柏、黄芩、栀子、黄连；若有肿处，加金银花15克。

【功用】　祛风宣肺，清热解毒。

【主治】　治缠喉风，咽喉肿痛胀塞，红丝绕缠，口吐涎沫，食物难入，甚则肿达于外；走马喉风，喉舌之间，暴发暴肿，转肿转大；缠舌喉风，舌硬，根两旁烂；悬痈，生于上腭，形如紫李者。

【方义方解】 本证属于风热上攻咽喉证。故用荆芥、薄荷、牛蒡子诱发风热疫毒；甘草、桔梗、贝母宣肺气，利咽喉。诸药合用，共奏祛风宣肺、清热解毒之效。

【方论精粹】

汪汝麟《证因方论集要》："荆芥、薄荷消风。牛蒡、土贝散热。甘、桔清火。风热咳嗽最稳。"

薄 荷

药材档案

【别名】苏薄荷、水薄荷、仁丹草、蕃荷菜、鱼香草。

【来源】本品为唇形科植物薄荷的干燥茎叶。

【性味归经】辛，凉。归肺、肝经。

【功能主治】疏散风热，清利头目，利咽，透疹，疏肝行气。用于风热感冒，风温初起，头痛，目赤，喉痹，口疮，风疹，麻疹，胸胁胀闷。

【用量用法】内服：3 ~ 6 克，煎服。宜后下轻煎。发汗可专用叶，理气可专用梗。

【注意事项】本品芳香辛散，发汗耗气，故体虚多汗者不宜使用。

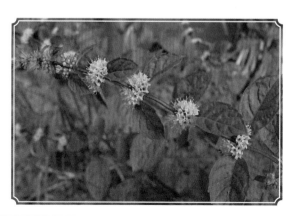

麝香散

【方源】 《医学心悟》卷4："喉瘤生于喉傍，形如圆眼，血丝相裹，此肺经蕴热所致。不可用刀针，宜吹麝香散，服甘桔汤。"

【组成】 真麝香6克，冰片0.9克，黄连3克。

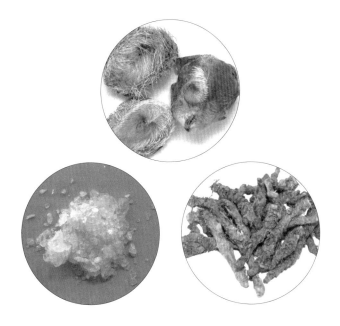

【用法】 上药共研为末。一日夜吹五六次。

【功用】 清热解毒，化瘀消瘤。

【主治】 喉瘤。

【方义方解】 方中麝香开窍、散瘀，冰片清香宣散，黄连清热燥湿、泻火解毒。三药合用，共奏清热解毒、化瘀消瘤之功。

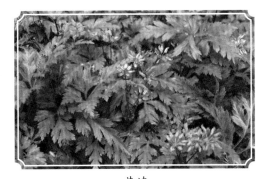

黄连

加减六味丸

【方源】 《医学心悟》卷4："痔疮方书有牝、牡、虫、血之异名，而其实皆大肠经积热所致。大法，宜用石菖蒲、忍冬藤煎水，以瓦罐盛药，对痔熏透，然后倾入盆中浸洗之，冷则加水，如此频频熏洗，并服加减六味丸，及国老散，自然渐次消散，可免刀针药线之苦，此亦医痔之良法也。"

【组成】 大熟地黄（九蒸、晒）、大生地黄（酒洗）各90克，山药（乳蒸）、茯苓（乳蒸）、牡丹皮（酒蒸）各45克，泽泻（盐水蒸）30克，当归（酒蒸）、白芍（酒炒）、柏子仁（去壳，隔纸炒）、丹参（酒蒸）各60克，自败龟甲（童便炙酥，研为极细末）、远志（去心，甘草水泡，蒸）各120克。

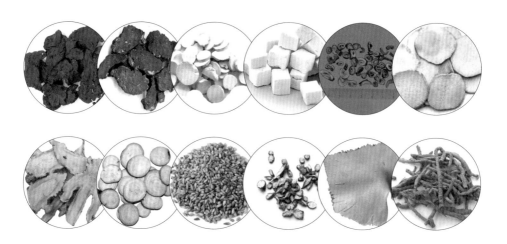

【用法】 将上述诸药共研为细末；用石斛120克、金银花360克煎水，水煎3次，取其汁收膏；将上述药末加入膏中，和适量炼蜜为丸，如梧桐子大，装于可密闭干净容器内存贮。每日清晨空腹时服40～50丸，用淡盐汤送服。

【功用】 滋阴补肾，降火败毒。

【主治】 痔疮，悬痈，脏毒。

【方义方解】　本方应用指征为痔瘘病久、阴虚血亏病证。方中以熟地黄、当归、白芍补血滋阴为主；辅以龟甲、石斛滋阴益肾，茯苓、山药补脾益气，柏子仁、远志安神益气养心血清肠通便，气充血足，以清除内蕴之邪毒；佐以泽泻淡渗利水泻热，生地黄、牡丹皮、丹参活血凉血；使以金银花熬膏，增强清热解毒之功。全方共达滋阴补血、活血清热之功。

山 药

药 材 档 案

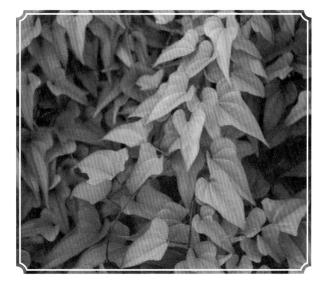

【别名】薯蓣、土薯、山薯、玉延、怀山药、淮山药。

【来源】本品为薯蓣科多年生蔓生草本植物薯蓣的干燥根茎。

【性味归经】甘，平。归脾、肺、肾经。

【功能主治】补脾养胃，生津益肺，补肾涩精。用于脾虚食少，食欲不振，倦怠无力，久泻不止，肺虚喘咳，肾虚遗精，尿频，带下，腰膝酸软，虚热消渴。麸炒山药补脾健胃。用于脾虚食少，泄泻便溏，白带过多。

【用量用法】内服：15 ~ 30 克，煎服；或研末吞服，每次 6 ~ 10 克。外用：鲜品适量，捣敷。

【注意事项】本品养阴而兼涩性，能助湿，故湿盛中满或有积滞者不宜单独使用。实热邪实者忌用。

六味合五子丸

【方源】　《医学心悟》卷5："子嗣者，极寻常事，而不得者，则极其艰难。皆由男女之际，调摄未得其方也。男子以葆精为主，女子以调经为主。葆精之道，莫如寡欲。远房帏，勿纵饮，少劳神，则精气足矣。如或先天不足，则用药培之。大抵左尺无力，或脉数有热，此真水虚也，六味丸合五子丸，以补天一之水。"

【组成】　大熟地黄240克，山药、吴茱萸、枸杞子、菟丝子各120克，茯苓、牡丹皮、泽泻各90克，五味子、车前子、覆盆子各60克。

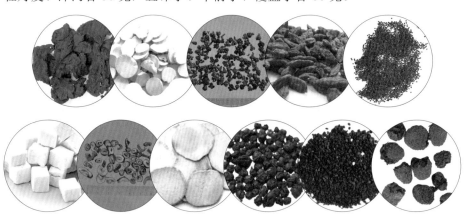

【用法】　上为末。石斛180克熬膏，和炼蜜为丸。每早服12克，温开水送下。益于久服。肾虚而无热者，可去石斛。

【功用】　滋阴补肾，填精种子。

【主治】　男子不育，此真水虚，左尺无力，或脉数有热。

【方义方解】　本方用于肾阴不足之男子不育，以六味地黄丸合五子衍宗丸加石斛而成方。方中以六味地黄丸滋阴补肾，以五子衍宗丸填精种子，配以石斛平补脾肾，除烦热，有益精坚阴之功；石斛生于石上，味平淡，药用难出，置之煎剂，猝难见功，须熬膏，与上药末炼蜜为丸。全方可收滋阴补肾、填精种子之功。

归姜汤

【方源】《医学心悟》卷5:"归姜汤,治产后心慌自汗,用此安之。当归、黑姜、酸枣仁。水煎服。若服后自汗仍多,心慌无主,恐其晕脱,即加人参二钱,熟附子一钱,先顾根本。方内重用当归,则瘀血不得停留。人参可用,世人狐疑不决,多致误事。予尝治新产大虚之人,有用人参数两而治愈者,更有用十全大补加附子数十剂而治愈者。倘瘀血作痛,即以失笑丸间服,攻补并行,不相妨也。"

【组成】当归9克,黑姜2.1克,酸枣仁4.5克(炒),大枣5枚(去核)。

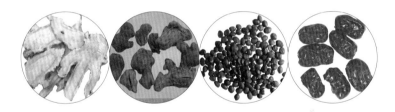

【用法】上药加大枣5枚,去核,水煎服。若服后自汗仍多,心慌无主,恐其晕脱,即加人参6克、熟附子3克,先顾根本。

【功用】养血,宁神,止汗。

【主治】产后心慌自汗。

【方义方解】方内重用当归,则瘀血不得停留。

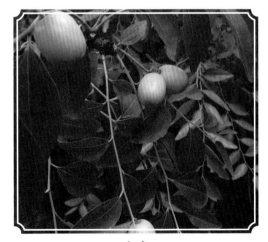

大枣

古拜散

【方源】《医学心悟》卷5："古拜散，治产后受风，筋脉引急，或发搐搦，或昏愦不省人事，或发热恶寒，头痛身痛。荆芥穗上为末，每服三钱，生姜汤调下。"

【组成】 荆芥穗。

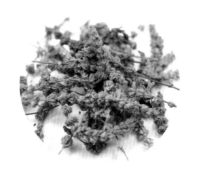

【用法】 为细末，每服9克，生姜汤调下。有火，陈茶下。

【功用】 理血宣滞。

【主治】 产后身痛；鼻渊。

【方义方解】 荆芥穗性升浮，入肝经气分兼行血分，治血之逆而优于下行。发汗，散风湿。其气温散，能助脾消食，为风病、血病之圣药，但目为风药者非也。炙黑用通利血脉，治吐衄肠风、崩中血痢、产风血晕。产后去血过多，腹内空虚，则自生风，荆芥最能散血中之风。